Monographien aus dem Gesamtgebiete der Psychiatrie

Psychiatry Series

Band 5

Herausgegeben von

H. Hippius, München · W. Janzarik, Mainz
M. Müller, Rüfenacht/Bern

Alexander Moser

Die langfristige Entwicklung Oligophrener

Mit einem Vorwort von Chr. Müller

Mit 4 Abbildungen und 30 Tabellen

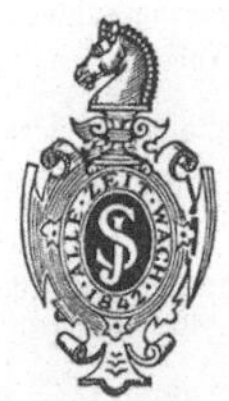

Springer-Verlag Berlin · Heidelberg · New York 1971

Dr. med. ALEXANDER MOSER, Stellvertretender Chefarzt der Psychiatrischen Klinik Schlössli,
Oetwil am See/Zürich

Diese Arbeit stammt aus der Psychiatrischen Universitätsklinik Lausanne
(Direktor Prof. Dr. med. CHR. MÜLLER)
und wurde durch den Schweizerischen Nationalfonds für wissenschaftliche Forschung
unterstützt.

ISBN-13:978-3-642-80652-0   e-ISBN-13:978-3-642-80651-3
DOI: 10.1007/978-3-642-80651-3

Geleitwort

Katamnestische Studien, die dazu beitragen, den Verlauf der Geisteskrankheiten besser zu kennen, sind seit Jahrzehnten mit Gründlichkeit durchgeführt worden. Seit KRAEPELIN mit seiner straffen nosologischen Ordnung die diffuse Masse der psychischen Affektionen gliederte, wissen wir bereits in den allgemeinen Linien, wie eine Schizophrenie oder eine Depression verläuft. Man kann vielleicht so weit gehen und vermuten, daß die Ära der großen Verlaufsstudien zu Ende geht und daß trotz ausgefeilter Untersuchungstechnik keine Überraschungen mehr zu erwarten sind, jedenfalls nicht im Feld der klinischen Psychopathologie. Es ist möglich, daß sich das Hauptinteresse mehr und mehr auf prospektive Studien verlagern wird, denn nur sie erlauben in methodisch sauberer Weise das Schicksal einer abnormen Verhaltensweise in seiner Abhängigkeit von der Lebensentwicklung zu verfolgen.

Trotzdem muß bedacht werden, daß das bisher in jahrzehntelanger Kleinarbeit gesammelte Beobachtungsmaterial unserer psychiatrischen Institutionen nicht ungenutzt verschimmeln darf, ja, daß es in vernünftiger Weise genutzt, uns noch manchen Hinweis auf die Gesetze des Verlaufes geben kann.

Ausgehend von den sorgfältig geführten Krankengeschichten unserer Klinik aus den ersten Jahrzehnten dieses Jahrhunderts haben wir uns bemüht im Rahmen der „Enquête de Lausanne" durch Nachuntersuchung der alten überlebenden Kranken Licht in das Problem der Interferenz zwischen Krankheitsverlauf sui generis und Altersprozeß zu bringen. Die hier vorliegende Arbeit von ALEXANDER MOSER bildet einen Teil unseres Arbeitsprogrammes.

Daß die Oligophrenie seit jeher ein Stiefkind der Psychiatrie war, ist kein Geheimnis. Auf die Gründe dieser Hintanstellung einzugehen, ist hier nicht der Ort. Wir müssen uns jedoch klar darüber sein, daß der Schwachsinn angesichts der erhöhten Überlebenschancen mißgebildeter und cerebral geschädigter Säuglinge einen immer größeren Platz einnehmen wird.

Kein erfahrener Psychiater kann sich der Erkenntnis verschließen, daß es einerseits die Psychosen des Seniums und andererseits die verschiedenen Schwachsinnsgruppen sein werden, die zahlenmäßig in der Psychiatrie der Zukunft immer mehr vertreten sein werden.

ALEXANDER MOSER hat in mühevoller Arbeit die Einflüsse des Alters auf den Schwachsinn dargestellt. Wenn es ihm auch nicht gelang, die hochinteressante Frage, die seit langem in der Schwebe ist, ob nämlich der Schwachsinnige zu einem frühzeitigen Altern verurteilt sei, zu lösen, hat er doch in eindrucksvoller Weise Bausteine zu einem besseren Verständnis des Schwachsinns und seiner Unterformen sowie seiner lebenslänglichen Entwicklung zusammengetragen. Gerade auch der Abschnitt über die mit dem Schwachsinn kombinierten Psychosen, insbesondere die Schizophrenie regt zum Nachdenken an sowie die von ihm angeschnittene und durch Zahlen belegte Frage, ob es Unterschiede in der Anfälligkeit für Schizophrenie innerhalb der Untergruppen der Oligophrenie gebe, ist von großem Interesse.

Schließlich ist nicht zu übersehen, daß die Analyse der sozialen Anpassungsformen, die sich bis ins hohe Alter wandeln können, uns wichtige Hinweise für die Planung der Institutionen geben kann.

So bin ich denn überzeugt, daß die vorliegende Arbeit einen dankbaren Leserkreis finden wird. Mit meinem Dank an ALEXANDER MOSER verbinde ich denjenigen der übrigen Mitarbeiter unseres geronto-psychiatrischen Forschungsprogrammes.

Prilly/Lausanne, Prof. CHR. MÜLLER
Frühjahr 1971

Inhaltsverzeichnis

Verzeichnis der verwendeten Zeichen und Abkürzungen

%	=	Prozentzahl des Ausgangsmaterials (476 nachuntersuchte, verstorbene oder unauffindbare Fälle). In der Regel werden nur gerundete Prozentzahlen angegeben.
% N	=	Prozentzahl der Nachuntersuchten (87 Fälle)
% Verst.	=	Prozentzahl der Verstorbenen (365 Fälle)
l. d.	=	leicht Debile (l. d. M. leicht debile Männer)
		(l. d. F. leicht debile Frauen)
s. d.	=	schwer Debile
i.	=	Imbezille
id.	=	Idioten
M.	=	Männer
F.	=	Frauen
N. M.	=	nachuntersuchte Männer
N. F.	=	nachuntersuchte Frauen
A.	=	Alkoholiker
Del.	=	Delinquenten
Depr.	=	Depressive
N.	=	Nachuntersuchung, nachuntersuchte Patienten (87 Fälle)
n.	=	Anzahl Fälle
S.	=	Schizophrene
P.	=	„Psychopathen"
1. H.	=	1. Hospitalisierung
$(\pm \times)$	=	Standardabweichung, Streuung

I. Literatur

Der eigentlichen Untersuchung vorausgehend soll die Literatur zu einigen allgemeinen Fragen der Oligophrenieforschung, insbesondere zur Gerontopsychiatrie der Oligophrenie, zusammenfassend dargestellt werden. Die übrige Literatur wird an den entsprechenden Textstellen besprochen.

1. Zum Stand der Oligophrenieforschung

Die Oligophrenieforschung hat sich in den letzten zwei Jahrzehnten stark entwickelt. Der Schwerpunkt der neueren Schwachsinnsforschung liegt vor allem in den angelsächsischen Ländern, besonders in den USA, während dieses Gebiet in Deutschland während der letzten Jahrzehnte eher in den Hintergrund getreten ist (GÜNTHER, 1961; STEVENS u. HEBER, Ed. 1964).

Das zunehmende Interesse an den Problemen des Schwachsinns in den angelsächsischen Ländern spiegelt sich in äußeren Anzeichen, wie in den Berichten der Weltgesundheitsorganisation von 1954 und 1959 und dem beeindruckenden Nationalprogramm der USA zur Bekämpfung des Schwachsinnes von 1961 (Presidents Panel on Mental Retardation 1962). Die neueren Forschungsergebnisse wurden von STEVENS und HEBER (Ed. 1964) in einer groß angelegten Literaturübersicht zusammengefaßt. Weitere Übersichten finden sich bei CLARKE u. CLARKE (1965), ELLIS (1963), PENROSE (1963), FUNK (1961), DUNN u. CAPOBIANCO (1964), HILLIARD u. KIRMAN (1965) sowie bei BENDA (1960) und POECK (1960), KRÖBER (1952), GEYER (1940).

Den neueren umfassenden Arbeiten über die Oligophrenie zufolge stellt der Schwachsinn heute in sämtlichen Kulturstaaten ein besonders großes soziales Problem dar; eine Feststellung, die zum Teil auch für die alternden Schwachsinnigen gilt.

Die *Häufigkeit der Oligophrenie* wird oft unterschätzt. GRUENBERG (1964) gibt einen Überblick über die wichtigsten *epidemiologischen Untersuchungen*. Die Angaben der verschiedenen Autoren über die Häufigkeit der Oligophrenen sind nur schwer vergleichbar und schwanken beträchtlich, je nach Untersuchungsmethode und untersuchter Bevölkerungsgruppe.

BRUGGER (1928) fand in Thüringen eine Schwachsinnshäufigkeit in der Gesamtbevölkerung (Imbezille und Idioten) von 0,54%. STRÖMGREN (1938) gibt für seine Untersuchung auf Bornholm 0,42% an, KAILA (1942) fand in Finnland 0,44% und DAHLBERG (1951) in Schweden 0,5%. Höhere Werte werden angegeben von HALLGREN und SJÖGREN (1959): 0,9% und AKESSON (1961): 0,6%.

Nach WOODWORTH (1940) haben ungefähr 27% der Bevölkerung der USA einen IQ von weniger als 90 und ungefähr 3% einen IQ von weniger als 70. STEVENS (1964) erwähnt für die Vereinigten Staaten ähnliche Zahlen; 2—3% der Bevölkerung müssen als „mentally retarded" bezeichnet werden.

Für das Jahr 1970 wurde in den USA eine Zahl von 6 000 000 Schwachsinnigen erwartet. Die Oligophrenen sind demzufolge 10mal häufiger als die Diabetiker und 20mal häufiger als die Tuberkulösen. Nur die Geisteskranken, Herzkranken, Rheumatiker und Krebsleidenden umfassen noch größere Patientengruppen (Presidents Panel on Mental Retardation 1962, S. 197).

Was die schweizerischen Verhältnisse anbetrifft, ergaben die Anormalenzählungen im Kanton Appenzell in den Jahren 1907, 1922, 1937 und 1952 (KOLLER, 1926, 1939; HUNZIKER und KOLLER, 1957), daß unter den Kindern im schulpflichtigen Alter sich ca. 4—5% „Anormale" befanden. In dieser Zahl sind jedoch auch die stark schwerhörigen, hörstummen, taubstummen, sprachgebrechlichen und schwererziehbaren Kinder inbegriffen. Der Prozentsatz der „nur Geistesschwachen" (Debile, Imbezille, Idioten) betrug ca. 3% der Kinder im Schulalter. Dieses Resultat liegt also ungefähr in derselben Größenordnung wie die Angaben der amerikanischen Autoren. Bei ihrer sozio-epidemiologischen Untersuchung retardierter Kinder im Schulalter im Kanton Genf fanden A. und F. JAEGGI 0,8% „arriérés", die auch dem einfachsten Primarschulunterricht nicht zu folgen vermochten und für die spezielle soziale, medizinische und pädagogische Maßnahmen ergriffen werden mußten.

Obwohl die Mortalität der Oligophrenen deutlich höher ist als diejenige der Durchschnittsbevölkerung (TIZARD, 1965; KAPLAN, 1940, 1956; SABAGH, 1959) ist die Zahl der alten Oligophrenen beträchtlich. KAPLAN (1956, S. 396) meint, daß derjenige Viertel der Bevölkerung, der eine unter dem Durchschnitt (IQ 90) liegende Intelligenz aufweist, uns mit mehr sozialen Problemen konfrontiert als jeder andere Teil der Bevölkerung. Er beklagt aus diesen Gründen den Mangel an Information über die Psychologie und Psychopathologie gerade auch der alten Oligophrenen und fordert dringend sorgfältige Längsschnittstudien über alternde Schwachsinnige in und außerhalb der Spitäler und Heime.

2. Zum Begriff der Oligophrenie

Während der letzten Jahrzehnte hat der Begriff der Oligophrenie wesentliche Änderungen erfahren, die gerade bei unseren langfristigen, sich zum Teil über 60 und mehr Jahre erstreckenden Katamnesen besondere Probleme aufwerfen müssen. Seit jeher wurde bei der Beurteilung der Oligophrenen nicht nur die Intelligenz, wie sie durch die gebräuchlichen Intelligenztests erfaßt wird, sondern auch die soziale Anpassungsfähigkeit in Betracht gezogen.

Diesen *sozialen Kriterien* kam noch in den ersten Jahrzehnten dieses Jahrhunderts häufig die ausschlaggebende Bedeutung bei der Oligophreniediagnose zu, wobei unter Umständen auch nur leicht unterdurchschnittlich Intelligente oder sogar Normalintelligente als oligophren bezeichnet wurden. Klinische Untergruppen waren im Begriff der Oligophrenie enthalten, die später abgetrennt werden mußten; z. B. „amoralische" oder „infantile" Psychopathien und „Charakterneurosen", sowie wenig typische, schleichende Psychosen, ganz besonders auch kindliche Psychosen. Die Kategorie „moral defectives" wird z. B. in der englischen „Mental Deficiency Act" von 1913 neben den Kategorien Idiotie, Imbezillität und Debilität aufgeführt (HILLIARD and KIRMAN, 1965). Auch in den Krankengeschichten unserer Klinik finden sich in derselben Zeit Diagnosen wie „moralische Imbezillität", wobei die Betreffenden in Gutachten als Schwachsinnige beschrieben wurden, während dieselben Fälle heute zu den leicht unterdurchschnittlichen oder normalintelligenten Psychopathen oder Charakterneurotikern gerechnet und damit von der Gruppe der Schwachsinnigen ausgeschlossen würden. Auch heute wird bei der Feststellung einer Oligophrenie die soziale Anpassungsfähigkeit mitberücksichtigt und dieses Kriterium findet sich in allen einschlägigen Definitionen des Schwachsinns (BENDA, 1960; BENTON, 1964; M. BLEULER, 1966; DUCHENNE und SMIRNOFF, 1955; EY, 1963; HEBER, 1961; HILLIARD and KIRMAN, 1965; JERVIS, 1959; WHO, 1954; WARTERS, 1968). M. BLEULER schreibt: „Zwischen Norm und Schwachsinn gibt es keine scharfen Grenzen. Soziale Tüchtigkeit und Untüchtigkeit ist das wesentliche Merkmal zur Unterscheidung intellektueller Begabung innerhalb der Norm von Schwachsinn" (BLEULER, 1966). Die klinische Diagnose „Oligophrenie" wird somit letztlich an Hand klinischer Kriterien gefällt, die nicht durch Intelligenztests ersetzt werden können (DUCHENNE und SMIRNOFF, 1955). Eine Diagnose, die sich allein auf den IQ stützt, wird von den meisten Autoren abgelehnt.

Der Begriff der Oligophrenie hat nicht nur in bezug auf seine Abgrenzung gegenüber andern Verhaltensstörungen Änderungen erfahren. Die traditionelle Tendenz bestand darin, Persönlichkeit und Verhaltensstörungen der Oligophrenen als vorwiegende oder sogar reine Folgen des intellektuellen Defektes anzusehen, während in Wirklichkeit die Verhältnisse komplizierter sind. Die Milieueinflüsse spielen bei der Entwicklung der Oligophrenen eine entscheidende Rolle und die intellektuellen Faktoren entwickeln sich in enger Wechselbeziehung mit der Gesamtpersönlichkeit und ihrer Umgebung (HEBER, 1964). Diese Aspekte wurden während der letzten Jahrzehnte an Hand von Untersuchungen von Zwillingen und Adoptivkindern Schwachsinniger deutlicher herausgearbeitet, wobei jedoch über die genaueren Wechselbeziehungen der zahlreichen Faktoren noch keine Klarheit herrscht (McCANDLESS, 1964).

Im angelsächsischen Schrifttum wird die Tendenz sichtbar, die Oligophrenie mehr und mehr als Syndrom („mental retardation") zu betrachten und weniger als klinische Krankheitseinheit mit per definitionem wenig günstiger Prognose und starrer Fixierung des Intelligenzniveaus (STEVENS, 1964). Die mehr deskriptive syndromatische Auffassung der Oligophrenie im Sinne einer „intellektuellen Retardierung" scheint besonders in der Kinderpsychiatrie angezeigt. In konsequenter Weise werden im angelsächsischen Schrifttum Ausdrücke wie Oligophrenie, Debilität, Imbezillität und Idiotie immer mehr durch die generellere Umschreibung „mental retardation" ersetzt. Die Einteilung in verschiedene Kategorien erfolgt gemäß den Vorschlägen der „American Association of Mental Deficiency" je nach der Ätiologie, der sozialen Adaptation sowie einer Intelligenzeinteilung in 6 Stufen entsprechend den Standardabweichungen der Intelligenztests (BENTON, 1964, S. 26; HEBER, 1961).

Besondere Schwierigkeiten ergeben sich jedoch bei der quantitativen Bestimmung der sozialen Anpassung. Außer der „Vineland Social Maturity Scale" (DOLL, 1953), die aber für unsere Verhältnisse nicht standardisiert und auch sonst oft nicht anwendbar ist (BENTON, 1964, S. 27), existieren keine brauchbaren quantitativen Verfahren, um die soziale Anpassung Oligophrener zu messen, so daß man hier weiterhin auf die klinische Beschreibung des Einzelfalles angewiesen bleibt. A. und F. JAEGGI (1965) haben in ihrer Arbeit über „Enfants et adolescents réputés arriérés" im Kanton Genf eine 6stufige Skala entwickelt, die eine Einteilung der schwereren Grade der Oligophrenie nach klinischen Kriterien erlaubt, wobei den sozialen und psycho-pädagogischen Erfordernissen besonders Rechnung getragen wurde. Die Einstufung der Probanden in diese Skala entsprach weder der von der Weltgesundheitsorganisation übernommenen Einteilung in Idioten (IQ unter 20), Imbezille (IQ 20—50) und Debile (IQ 50—70) noch einer andern psychometrischen Einteilung, da sich die verschiedenen sozialen, medizinischen und pädagogischen Bedürfnisse der Pat. nur z. T. nach dem IQ richteten. Die Verfasser sind deshalb der Auffassung, daß die gebräuchliche Nomenklatur irreführend sein kann, besonders, wenn es sich um Probanden handelt mit motorischen Defekten und Sprachstörungen oder mit pathologischen interpersonellen Beziehungen.

Zusammenfassend läßt sich feststellen, daß intensiv nach einer klareren und den praktischen Erfordernissen besser entsprechenden Aufgliederung und Differenzierung des traditionellen Konzeptes der Oligophrenie gesucht wird. Bis heute fehlen jedoch allgemein akzeptierte neue Lösungen.

3. Zur Alterspsychiatrie der Oligophrenen

Die Literatur über die *Alterspsychiatrie der Oligophrenen* ist sehr beschränkt. Langfristige, sich über mehrere Jahrzehnte erstreckende psychiatrische Katamnesen, die bis ins hohe Alter führen, existieren unseres Wissens keine.

Die Alterspsychiatrie fristete verhältnismäßig lange ein Schattendasein am Rande der Psychiatrie und erlebte erst mit der Entwicklung der Sozialpsychiatrie nach dem Zweiten Weltkrieg einen gewissen Aufschwung (CH. MÜLLER, 1967).

Die umfassendste Arbeit über die Alterspsychiatrie der Oligophrenen stammt von KAPLAN (1956), dessen Ergebnisse wir im folgenden zusammen mit denjenigen anderer Autoren kurz diskutieren.

Die *Lebensdauer* der Oligophrenen ist kürzer als diejenige der Durchschnittsbevölkerung. Die Verkürzung fällt um so mehr ins Gewicht, je niedriger die Intelligenzstufe ist. Die *Haupttodesursachen* sind Störungen der Respirations- und Zirkulationsorgane, insbesondere Pneumonien und Tuberkulose. Die genauere Bestimmung der *intellektuellen Fähigkeiten* alter Oligophrener ist noch viel schwieriger als die der normal intelligenten geriatrischen Patienten oder diejenige der jüngeren Oligophrenen. Dadurch wird unter anderem die Feststellung eines *psychoorganischen Syndroms* und die systematische Beobachtung der Entwicklung einer senilen Demenz außerordentlich erschwert. KAPLAN meint, daß im allgemeinen die intellektuellen Fähigkeiten, besonders bei schwer Oligophrenen, im Alter schneller abnehmen als bei Normalen. Diese Hypothese wird gestützt durch die Beobachtungen von KAPLAN (1943) und JELGERSMA (1958) bei Mongoloiden, sowie durch weitere Beobachtungen bei Idioten von M. BLEULER (1966, S. 526) und MOORE (1929). Die testmäßige Untersuchung älterer Debiler zeigt, daß, gleich wie bei Normalpersonen, der Wortschatz länger stabil bleibt als Fähigkeiten, bei denen die Reaktionszeit und das Gedächtnis eine Rolle spielen (KAPLAN, 1943). Bei diesen Testuntersuchungen wurde beobachtet, daß ältere Patienten im allgemeinen emotional stabiler waren als jüngere.

Auf die soziale Adaptation hat das *Alter* sowohl günstige wie ungünstige *Einflüsse*. Einerseits gibt es Oligophrene, die schließlich ihren bescheidenen Platz gefunden und sich stabilisiert haben, andererseits ist es für viele außerordentlich schwierig, gerade im Alter noch eine angemessene Beschäftigung zu finden. KAPLAN erwähnt, daß viele Schwachsinnige, die sich in Heimen befinden, oft glücklicher seien als Normale des selben Alters und ihre Sicherheit nicht gegen die Freiheit außerhalb des Heimes oder Spitals eintauschen möchten. MUENCH (1944) hat hingegen gezeigt, daß

gerade das Leben außerhalb der Institutionen und innerhalb der normalen Gemeinschaft besondere Gelegenheiten für die geistige und soziale Entwicklung Oligophrener
bietet, und er vermutet, daß diese Möglichkeiten innerhalb der Institutionen viel be-
grenzter seien. KAPLAN schließt, daß die Frage noch ungeklärt sei, welche Art von
Umgebung für einen bestimmten Typus von Oligophrenen vorzuziehen sei.

Der *Einfluß* der *präsenilen Persönlichkeit* sei für den Zustand im höheren Alter
von hoher prognostischer Bedeutung. Früher gut angepaßte Oligophrene blieben es in
der Regel auch im höheren Alter, wenn nicht somatische Krankheiten oder radikale
Umgebungswechsel das Gleichgewicht störten.

Die *eigene Familie*, die beim normalen Altern oft einen gewissen Schutz bietet,
hat diese Schutzfunktionen nicht im selben Ausmaß bei Oligophrenen. Schwachsinnige
heiraten weniger häufig als Normale und *Scheidungen* sind häufiger (KAPLAN, 1944).
DOLL (1953) hat versucht, die *Entwicklung der sozialen Anpassung* von 12 über
50jährigen schwachsinnigen Männern, die während mindestens 30 Jahren institutio-
nalisiert waren, mit Hilfe der „Vineland Social Maturity Scale" einzustufen. Er fand
keine wesentlichen Änderungen des sozialen Verhaltens in der Periode zwischen
25—70 Jahren bei den untersuchten Kranken.

Nach KAPLAN betreffen die *spezifisch altersbedingten Störungen* am häufigsten
Individuen mit einem nur relativ leichten Intelligenzdefekt (IQ zwischen 70—90).
Eine erhebliche Zahl Debiler (IQ ca. zwischen 50—70) erkranken ebenfalls an
psychiatrischen Krankheiten im späteren Lebensalter. Idioten und Imbezille sterben
häufig vor dem höheren Alter, in dem sie z. B. an seniler Demenz oder an Arteriosklerose erkranken. Schwachsinnige, die vor der Senilität psychische Erkrankungen
aufweisen, zeigen eine höhere *Mortalität* als die übrigen Oligophrenen derselben
Intelligenzstufe oder Normale (MALZBERG, 1936). Die Klassifizierung geronto-
psychiatrischer Störungen bei Oligophrenen ist noch unbefriedigend, da die Symptomatologie stark variiert und besonders in der zweiten Lebenshälfte nicht den typi-
schen klinischen Bildern entspricht. Je höher die Intelligenzstufe ist, um so mehr
gleichen die klinischen Affektionen denjenigen der Normalintelligenten (KAPLAN,
1956, S. 395). Über die Häufigkeit *akzessorischer psychiatrischer Erkrankungen* bei
alten Oligophrenen findet sich kein systematischer Überblick in der Literatur. Depressionen im höheren Alter scheinen jedoch außerordentlich selten zu sein; BUTLER
(1937) fand unter 287 hospitalisierten Oligophrenen mit psychischen Störungen nur
einen einzigen Fall. ROHAN (1946) unterstreicht, daß im allgemeinen die Störungen
bei Oligophrenen einen vorübergehenderen Charakter haben als bei Normalen. Die
Beurteilung *psychoorganischer Störungen* im Alter ist, wie oben erwähnt, mit besonderen Schwierigkeiten verbunden und psychometrische Tests bieten in diesen Sonder-
fällen nur wenig zuverlässige Hilfe. Nach BOEHM und SARASON (1947) und nach
SLOAN (1947) ist z. B. die Methode des differentiellen Testwertes zur Messung des
Intelligenzabbaus (WECHSLER, 1961, S. 76) nicht geeignet, um bei Oligophrenen
psychoorganisch bedingte Störungen von Intelligenzdefekten anderer Art zu unterscheiden, wobei die Schwierigkeiten bei Oligophrenen schwereren Grades besonders
ausgeprägt sind. Die Diagnose eines psychoorganischen Syndroms kann sich deshalb
oft nur auf die Längsschnittbeobachtung stützen, während bloße Angaben über das
Querschnittsbild ungenügend sind. Nach den heutigen Forschungsergebnissen bewahrt
die Oligophrenie keineswegs vor seniler Demenz oder vor Arteriosklerose. Umgekehrt
ist die senile Demenz keineswegs unvermeidlich bei Oligophrenen.

II. Fragestellungen und Zielsetzungen

Die grundsätzliche Fragestellung unserer Untersuchung Oligophrener entspricht derjenigen des katamnestischen Gesamtprogramms der Psychiatrischen Universitätsklinik Lausanne, das sich zum Ziel setzt, mit Hilfe bis ins hohe Alter reichender Katamnesen die langfristige und insbesondere auch die gerontologische Entwicklung psychiatrischer Erkrankungen genauer zu erfassen. Eine ab 1963 vorgenommene Nachuntersuchung aller über 65jährigen ehemaligen Patienten der Lausanner Klinik (Jahrgänge 1873—1897) soll zeigen, was aus den ehemaligen Schizophrenen, Depressiven, Neurotikern, Psychopathen, Alkoholikern, Oligophrenen, Epileptikern usw. viele Jahrzehnte nach ihrer ersten Hospitalisation geworden ist (vgl. die Arbeiten von CIOMPI, 1966; PENNING, 1968; PENNING, MÜLLER et CIOMPI, 1969; GILLIERON, 1968; BERNER, 1969; CIOMPI et LAI, 1969). Es soll festgestellt werden, ob die ehemaligen Erkrankungen verschwunden sind, weiterbestehen, sich modifiziert haben oder durch neuaufgetretene Störungen kompliziert worden sind. Über die Zusammenhänge zwischen den verschiedenen Entwicklungsmöglichkeiten der vielfältigen psychiatrischen Krankheiten und Faktoren wie Heredität, Konstitution, Intelligenz, prämorbide Persönlichkeit, familiäre und soziale Situation, physische Gesundheit, therapeutische Maßnahmen usw. und über die Wechselwirkungen dieser Faktoren wissen wir bis heute außerordentlich wenig. Der Einfluß des Alterns auf vorbestehende Erkrankungen ist weitgehend ungeklärt. Die in den letzten Jahrzehnten sprunghaft angewachsene Vielfalt therapeutischer Methoden steht in keinem Verhältnis zu unseren Kenntnissen über deren langfristige Wirksamkeit. Mit der täglich zunehmenden Überalterung unserer Gesellschaft stellen sich diese Fragen immer dringlicher und verlangen nach Klärung, trotz der zahlreichen, zum Teil heute noch nicht lösbaren methodologischen Schwierigkeiten.

Untersuchungen wie die vorliegende können keine der angeführten Fragen abschließend beantworten. Es geht darum, das Bild, welches der Kliniker von einzelnen Krankheitsgruppen und von ihren Verläufen besitzt, verdeutlichend nachzuzeichnen, an einzelnen Stellen versuchsweise zu berichtigen und dort, wo leere Stellen bestehen, wie z. B. in der Gerontopsychiatrie, erste Konturen neu zu skizzieren.

Da in der Literatur ausführliche Beschreibungen größerer hospitalisierter Gruppen Schwachsinniger fehlen, haben wir über das Gesamtmaterial der Oligophrenen detailliertere Angaben gemacht, als dies bei den erwähnten bisherigen Untersuchungen anderer klinischer Untergruppen (Hysteriker, Toxikomanen, Epileptiker, Depressive und Paranoiker) der Fall war.

Unsere Arbeit umfaßt somit 2 Hauptteile: 1. Die eingehende Beschreibung der Characteristica einer Gruppe von ehemals hospitalisierten Oligophrenen anläßlich ihrer 1. Hospitalisierung (inkl. Untersuchung der Mortalität und der Todesursachen im Zeitpunkt der Nachuntersuchung). 2. Die katamnestische Untersuchung der überlebenden Schwachsinnigen der obengenannten Gruppe.

Stichwortartig zusammengefaßt bestehen die Ziele der vorliegenden Arbeit in der Untersuchung und Beschreibung folgender Punkte:

1. Gesamtmaterial

a) *Hauptcharacteristica* der ehemals in unserer Klinik hospitalisierten Oligophrenen, die zu Beginn der Untersuchungen im Jahre 1963 über 65 Jahre alt oder verstorben waren (Jahrgänge 1873—1897): Geburtsjahr, Geschlecht, Heimatort, Muttersprache, Konfession, Zivilstand, Beruf, Alter bei der ersten Hospitalisierung, Dauer der ersten Hospitalisierung, Anzahl der Hospitalisierungen, Gesamtdauer aller Hospitalisierungen, Intelligenzgrad, psychiatrische Diagnose anläßlich der ersten Hospitalisierung; familiäre Belastung; Kriminalität.

b) *Zusammenhänge zwischen einzelnen Hauptcharacteristica;* insbesondere die Beziehungen zum Intelligenzgrad und zum Geschlecht.

c) *Häufigkeit* der verschiedenen *psychiatrischen Erkrankungen* innerhalb der oligophrenen Gruppe.

d) *Mortalität* und *Todesursachen*

α) Vergleich mit der Durchschnittsbevölkerung und anderen untersuchten klinischen Untergruppen.

β) Beziehungen zwischen Mortalität, Todesursache, Geschlecht, Intelligenzgrad und akzessorischen psychiatrischen Erkrankungen.

2. Nachuntersuchtes Material

a) Zusammenfassende Beschreibung der Anamnese, gestützt auf die Auskünfte der Patienten und diejenigen von Drittpersonen, sowie des psychiatrischen Zustandsbildes und der sozialen Situation bei der Nachuntersuchung.

b) Folgende *Hauptcharacteristica* werden gesondert registriert (zusätzlich zu den beim Gesamtmaterial vermerkten): Geschwisterzahl; Schule (Art, Anzahl Jahre, Bewährung); Beruf; Militärdienst; soziale Anpassung vor der ersten Hospitalisation; Symptomatologie und psychiatrische Diagnose bei der ersten Hospitalisation; Dauer der Katamnese, Milieu bei der Nachuntersuchung; Alter bei der Nachuntersuchung; Zivilstand; Kinderzahl; berufliche Aktivität und sonstige Beschäftigung bei der Nachuntersuchung; Alter bei teilweiser oder gänzlicher Aufgabe der Berufsarbeit; soziale Anpassung (Abhängigkeitsgrad, Qualität der Kontakte); Kriminalität (nach Zentralstrafregister); physische Gesundheit; psychiatrische Symptomatologie bei der Nachuntersuchung, insbesondere Symptome eines organischen Psychosyndroms. Subjektive Einstellung der Patienten zu verschiedenen Problemen des Alters (Aktivität, Interessen, subjektive Zufriedenheit, Einstellung zu Vergangenheit und Gegenwart, äußere Haltung gegenüber Alter, Religion und Tod).

3. Besondere Fragestellungen

a) Entwicklung der bei der ersten Hospitalisierung festgestellten Symptomatologie im Alter.

b) Ausbildung neuer psychischer Störungen im Alter.

c) Häufigkeit des psychoorganischen Syndroms in bestimmten Alterskategorien — Vergleich mit der Durchschnittsbevölkerung und andern schon nachuntersuchten Patientengruppen.

d) Statistische Zusammenhänge zwischen ausgewählten Hauptcharacteristica und der sozialen Anpassung im Alter, sowie dem Bestehen eines psycho-organischen Syndroms.

e) Statistische Zusammenhänge zwischen verschiedenen Hauptcharacteristica, insbesondere in bezug auf Geschlecht und Intelligenz.

f) Vergleiche der Häufigkeit verschiedener Hauptcharacteristica mit der Durchschnittsbevölkerung und schon nachuntersuchten Krankengruppen.

III. Die Arbeitsmethode

Bei neueren katamnestischen Arbeiten werden heute besonders in angelsächsischen Ländern psychologische und soziologische Methoden angewandt, die eine genauere Quantifizierung der Ergebnisse und eine bessere Einschätzung der Validität und Reliabilität der Untersuchungsmethoden erlauben. Da größere katamnestische Untersuchungen in der Gerontopsychiatrie bis heute kaum durchgeführt worden sind, fehlen auch bewährte Untersuchungsmethoden, die einerseits den Erfordernissen einer modernen sozio-psychiatrischen Untersuchung und andererseits dem vorhandenen Ausgangsmaterial und den Fragestellungen der Alterspsychiatrie gerecht würden. Die Entwicklung einer entsprechenden Untersuchungsmethodik und insbesondere die Erarbeitung gültiger Vergleichsnormen für die verschiedenen Altersstufen der Durchschnittsbevölkerung würde zweifellos ein ganzes Forscherteam während längerer Zeit beschäftigen. Das Ausgangsmaterial und die zur Verfügung stehenden klassisch-klinischen Arbeitsmethoden zwingen uns deshalb zur Untersuchung relativ globaler Fragestellungen. Es gilt, ein erstes ungefähres Bild von der Langzeitentwicklung und den geronto-psychiatrischen Problemen zu erhalten, um so das Feld für eine zukünftige methodologisch aufwendigere Bearbeitung einzelner, engergefaßter Spezialfragen abzugrenzen.

Die bei der vorliegenden Arbeit angewandte Methodik soll kurz zusammengefaßt werden.

Das Gesamtpatientenmaterial des Untersuchungsprogramms der Lausanner Universitätsklinik setzt sich wie erwähnt zusammen aus allen Patienten der Jahrgänge 1873—1897, die vor ihrem 65. Altersjahr in der Klinik hospitalisiert waren. Der jetzige Aufenthalt oder das Datum des Hinschiedes wurden mit Hilfe der verschiedensten Nachfragen ermittelt (Heimatgemeinde, frühere Wohnorte, Familienmitglieder, Alters- und Hinterlassenenversicherung, Eidg. Statistisches Amt, Annoncen und Artikel in Zeitungen). Die Zahl der nicht aufgefundenen Patienten ist außerordentlich klein und betrug bei den Oligophrenen 4,8%. Die noch lebenden Patienten wurden vom untersuchenden Arzt ausnahmslos an ihrem Wohnort aufgesucht, wobei der Besuch nur bei Patienten angekündigt wurde, die in Pensionen, Heimen oder Spitälern untergebracht waren. Dieses Vorgehen wurde von CIOMPI (1966) bei der Untersuchung der Hysteriker gewählt, nachdem ein Versuch, die Patienten schriftlich zu einer Unterredung in der Klinik oder zu Hause einzuladen, allzuoft abgelehnt oder nicht beantwortet wurde und sich auch sonst als wenig befriedigend erwies. Das Aufsuchen des Patienten am Wohnort selber bietet in der Tat entscheidende Vorteile gegenüber anderen Methoden wie der ambulanten Untersuchung in der Klinik, der telefonischen oder schriftlichen Befragung oder der alleinigen Befragung von Drittpersonen. Im direkten Kontakt gelingt es in der überwiegenden Mehrzahl der Fälle, das häufige anfängliche Mißtrauen zu zerstreuen und die Patienten für eine enge Zusammenarbeit zu gewinnen. Die Gelegenheit, den Kranken in seiner Alltagsumge-

bung zu sehen und auf der Stelle mit anwesenden Angehörigen oder Pflegepersonen
sprechen zu können, liefert eine Vielzahl von Informationen, die mit anderen Methoden entweder gar nicht erhältlich wären oder dann viel weniger lebendig, detailliert
und authentisch ausfallen würden.

Wenn man z. B. einen 75jährigen ehemaligen Brandstifter, der 50 Jahre zuvor nach seinen
Delikten als eretischer Debiler zur Begutachtung hospitalisiert war, überraschenderweise im
Garten des eigenen Hauses schwer arbeitend antrifft und mit ihm in den eigenen Räumen
seine aktuellen Probleme, seine besonderen Interessen diskutiert, um dann die wichtigeren
Fragen der Anamnese zuerst mit ihm und dann mit seiner Gattin zu besprechen und schließlich die Auskünfte durch telephonische Angaben seiner Kinder vervollständigt, erhält man
zweifellos ein völlig anderes Bild als bei einer ambulanten Besprechung im neutralen Unter-
suchungsraum einer Klinik oder bei einer bloß telephonischen oder schriftlichen Befragung.

Die Exploration am Domizil des Patienten, die jeweils durch ein eingehendes
Studium der Krankengeschichte vorbereitet wurde, entsprach grundsätzlich dem
üblichen klinischen Interview. Wir bemühten uns, ein möglichst genaues Bild des
jetzigen psychischen und physischen Gesundheitszustandes sowie der familiären und
sozialen Situation zu erhalten. Vom Patienten selber, von Familienmitgliedern,
Pflegepersonen, behandelnden Ärzten, Vormündern und anderen Behörden versuchten
wir Auskünfte über die weitere Entwicklung nach der Hospitalisierung zu erhalten.
Für die nachuntersuchten Patienten wurden ausnahmslos Auszüge aus dem Zentralstrafregister erstellt. Bei 47 der 87 Patienten (54% N.) konnten diese Auszüge vervollständigt werden durch die Beobachtungen bei wiederholten Spitalaufenthalten
vor oder nach dem 65. Lebensjahr.

Wir verzichteten sowohl auf eine körperliche Untersuchung wie auf die Anwendung von standardisierten Tests, z. B. von Intelligenztests — Untersuchungen, die
unter den erwähnten Bedingungen nur schwer durchführbar gewesen wären. Hingegen
wurden zur genaueren Abklärung eines eventuellen amnestischen Psychosyndroms die
üblichen klinisch gebrauchten, nicht standardisierten Fragen in die Unterhaltung ein-
geflochten, die vor allem die örtliche, zeitliche und persönliche Orientierung, die Merkfähigkeit, das Gedächtnis, die Konzentrationsfähigkeit und die Auffassung betrafen.

Die Auskünfte, die wir bei dem in der Regel 1—2 Stunden dauernden Interview
erhielten, wurden auf 2 verschiedene Arten ausgewertet. Feststellungen, die das
jetzige Querschnittsbild und vereinzelte Angaben über die Längsschnittentwicklung
betrafen, wurden, gleich wie die Auskünfte über den Zustand bei der ersten Hospitalisation, auf einen standardisierten Auswertungsbogen eingetragen, der über 400 verschiedene Punkte enthält. Die Auswertung erfolgte mit Hilfe von Sichtlochkarten
(Definitiv). Die meisten Feststellungen, welche die Evolution des Patienten betrafen,
sowie eventuelle Besonderheiten, die nicht im Auswertungsbogen verwendet werden
konnten, wurden in einer zusammenfassenden Beschreibung niedergelegt. Die Erfassung auch nur der häufigsten Aspekte und Varianten der Entwicklung mit Hilfe von
standardisierten Fragebogen wäre außerordentlich kompliziert gewesen, während die
freie zusammenfassende Darstellung für die nachträgliche Bearbeitung vieler Gesichts-
punkte ausreichte.

An *statistischen Methoden* [1] wurden die üblichen Standardtests verwendet (Vier-
felder Chi-Quadrat-Test, Fisher's exact probality test, Fisher's test for sample cases).

---

1 Die statistischen Untersuchungen wurden von Frau M. EISERT, Diplompsychologin,
Psychiatrische Universitätsklinik Lausanne, durchgeführt, der wir an dieser Stelle für ihre
Arbeit bestens danken.

Bei der statistischen Untersuchung der sozialen Beziehungen, des psychoorganischen Syndroms und der verschiedenen anderen Variablen wurde das von GOODMAN
(1964) beschriebene Verfahren angewendet („Bestimmung simultaner Konfidenzinter-
valle bei Vergleichen zwischen multinominalen Populationen"), welches CIOMPI und
LAI (1969) bei der Bearbeitung der Katamnesen Depressiver ebenfalls angewandt
haben.

Diese Methode erlaubt besonders, die Entwicklung verschiedener Untergruppen miteinander zu vergleichen. Auch in Fällen, in denen sich sämtliche Untergruppen in derselben Richtung entwickelt haben, kann die Signifikanz der relativen Unterschiede zwischen den verschiedenen Gruppen bestimmt werden [2]. Die in Abb. 3 dargestellte Entwicklung der sozialen Abhängigkeit bei den verschiedenen Intelligenzgruppen bildet ein gutes Beispiel für die Verwendung des Goodmann'schen Verfahrens. Bei sämtlichen Intelligenzgruppen nimmt die soziale Abhängigkeit mit dem Alter stark zu, aber nicht bei allen Gruppen im selben Ausmaß. Die statistische Untersuchung zeigt nun, daß sich die Entwicklung der leicht Debilen (trotz einer ebenfalls starken Zunahme der sozialen Abhängigkeit) in hoch signifikanter Weise von den andern Gruppen unterscheidet; d. h. die leicht Debilen entwickelten sich in bezug auf die soziale Abhängigkeit günstiger als die übrigen Intelligenzgruppen, die Zunahme der Abhängigkeit ist bei ihnen signifikant kleiner als bei den übrigen Intelligenzgruppen.

Abschließend sollen einige besondere *methodologische Schwierigkeiten* besprochen werden:

Das Ausgangsmaterial für unsere Untersuchungen bilden *Krankengeschichten* mit vorwiegend handschriftlichen Eintragungen, die z. T. aus den ersten Jahrzehnten des Jahrhunderts stammen (54% der Patienten wurden vor 1925 zum ersten Mal hospitalisiert). Im allgemeinen sind auch diese Krankengeschichten der Lausanner Klinik mit sorgfältigen und detailreichen Beschreibungen der Anamnese, des Zustandsbildes und der persönlichen Entwicklung versehen. Im Gegensatz zu anderen klinischen Untergruppen finden sich aber gerade bei den Oligophrenen mehr relativ kurz gehaltene Eintragungen, bei denen man sich mit der Feststellung und Beschreibung des Intelligenzmangels und der aktuellen Verhaltensstörungen sowie einigen allgemeinen anamnestischen Angaben begnügte ohne auf eine besonders detaillierte Beschreibung der Entwicklung in der Kindheit und der familiären Umgebung einzugehen. Angaben über die Heredität finden sich regelmäßig, was Alkoholismus und psychiatrische Erkrankungen anbelangt, aber Hinweise auf die ungefähre Intelligenz der Eltern und anderer Familienmitglieder waren nicht immer vorhanden, so daß die eindeutige Abtrennung einer Gruppe „familiärer Schwachsinn" nicht möglich war. Während der ersten 2 Jahrzehnte des Jahrhunderts wurden bei der körperlichen Untersuchung meist lediglich einige grobe positive Befunde zusammenfassend mitgeteilt. Erst ab 1920 finden sich ausführlichere vorgedruckte Fragebogen, so daß wir über die somatischen Begleiterscheinungen bei der ersten Hospitalisierung vieler Kranker nur mangelhaft orientiert sind. Die oft knappen Angaben über die Familienverhältnisse der Eltern und über die Kindheit der Patienten erlaubten keine systematische Registrierung von „broken home" oder pathologischer Kindheitsentwicklung. Das Intelligenzniveau wurde in der Regel eingehend untersucht. Sehr ausführliche Fragebogen, die vor allem das Schulwissen prüften, existierten schon zu Beginn des Jahrhunderts. Auch oft vorhandene, handgeschriebene Biographien, Briefe usw. waren bei der groben Einstufung der Intelligenz nützlich. Standardisierte Intelligenztests finden sich in den

---

2 Eine Verallgemeinerung ist allerdings nicht ohne weiteres erlaubt, da unsere Patienten-
populationen keine nach Zufall ausgelesenen Gruppen darstellen.

Krankengeschichten mit wenigen Ausnahmen erst nach dem 2. Weltkrieg, so daß sie nur einen kleinen Teil unseres Materials betreffen. Dies war ein weiterer Grund, auf die Anwendung von Intelligenztests bei der Nachuntersuchung zu verzichten — abgesehen von der ungenügenden Standardisierung der üblichen Tests für höhere Altersgruppen und der problematischen Anwendung bei alten Oligophrenen. Zu den Einschränkungen, die die Krankengeschichten als Ausgangsmaterial mit sich brachten, gesellten sich bei der *Nachuntersuchung* die üblichen Schwierigkeiten der Exploration geriatrisch-oligophrener Patienten.

Wenn wir uns trotz der zahlreichen einschränkenden Faktoren an die Untersuchung der Patienten gewagt haben, geschah dies aus verschiedenen Gründen.

Im Vergleich z. B. zu den USA und anderen Ländern, in denen oft nach wenigen Jahren nur noch ein kleiner Bruchteil ehemaliger Patienten aufgefunden werden kann, bietet die Schweiz geradezu *ideale Verhältnisse,* um langfristige Katamnesen durchzuführen. M. BLEULER, CH. MÜLLER, ANGST, ERNST und CIOMPI haben bei ihren katamnestischen Untersuchungen über Schizophrene, Neurotiker und Depressive immer wieder auf die Vorteile hingewiesen, die sich aus der kleinen geographischen Ausdehnung unseres Landes, der relativ beschränkten Mobilität der Bevölkerung, dem Fehlen größerer sozialer Umwälzungen und dem Verschontbleiben von Kriegen ergeben. (Die sicheren Auskünfte, die CIOMPI über den Verbleib von 97,6% der ehemals hospitalisierten Patienten des Gesamtuntersuchungsprogramms der Lausanner Universitätsklinik erhielt, bestätigen dies aufs neue).

Wenn wir uns heute und nicht erst in mehreren Jahrzehnten ein auch nur grobgezeichnetes Bild über die alten Oligophrenen machen wollen, müssen wir uns wohl oder übel damit abfinden, mit den erwähnten Hindernissen zu arbeiten.

Die Oligophrenen — und gerade auch die alten Oligophrenen — stellen außerordentlich wichtige Probleme. Wie KAPLAN eindrücklich darstellt, fehlen systematische *Angaben über die grundlegendsten Fragen* u. a. der folgenden Gebiete:

Alterspsychiatrie, Morbidität, Mortalität, Kriminalität, soziale Situation, langfristige Entwicklung psychiatrischer Störungen, Einfluß des Alters auf vorbestehende psychische Anomalitäten, Zusammenhänge zwischen den verschiedenen Faktoren usw.

Die vorliegende Untersuchung wird keine dieser Fragen eindeutig beantworten können, und die Ergebnisse dürfen vor allem in quantitativer Hinsicht nicht ohne weiteres verallgemeinert werden, da unsere Untersuchungsmethoden sich notwendigerweise eng an die traditionelle klinisch-psychiatrische Arbeitsweise anlehnen, und weil das Ausgangsmaterial vorbestimmt aber in bezug auf seine Auslesekriterien nur beschränkt definierbar ist. Sie soll jedoch dazu beitragen, einige klinische und besonders geronto-psychiatrische Aspekte der Oligophrenie besser einschätzen zu können und zukünftige Untersuchungen unter Umständen Jahrzehnte zum voraus systematischer und gezielter zu planen.

IV. Allgemeine Characteristica des Ausgangsmaterials

1. Auswahl

Wie erwähnt, wurden in das Gesamtuntersuchungsprogramm der Lausanner Universitätsklinik alle Schweizer Patienten einbezogen, die zu Beginn der Untersuchungen im Jahre 1963 zwischen 66 und 90 Jahre alt waren (Jahrgänge 1873—1897) und die zum erstenmal vor ihrem 65. Lebensjahr hospitalisiert worden waren.

Für die vorliegende Untersuchung wurden aus dem Gesamtmaterial von 5661 Fällen alle Krankengeschichten ausgewählt, die eine der folgenden Diagnosen allein oder in Verbindung mit anderen Bezeichnungen trugen: Oligophrenie, Schwachsinn („faiblesse d'esprit"), Debilität, Imbezillität, Idiotie, Mongolismus, Kretinismus, Pfropfschizophrenie.

11 Fälle, die nach der heutigen Klassifizierung nicht mehr in die Gruppe der Oligophrenie gehören (amoralische Psychopathen, „Salonblödsinnige" mit annähernd normaler Intelligenz, wahrscheinlich Normalintelligente mit vermutlich chronisch schleichenden Psychosen) wurden von der weiteren Untersuchung ausgeschlossen und den anderen klinischen Untergruppen des Gesamtprogramms zugeteilt.

Die Zahl der so ausgelesenen oligophrenen Patienten beträgt 476. Sie repräsentieren 8,4% der 5661 Fälle des Gesamtuntersuchungsmaterials der Lausanner Universitätsklinik.

Tabelle 1. *Auswahl der nachuntersuchten Patienten*

Material des Gesamtprogramms	5661	
Krankengeschichten „Oligophrener"	487	
Krankengeschichten eliminiert	11	
Ausgangsmaterial der Oligophrenen	476	100,0 %
— unauffindbare Patienten	23	4,8 %
— verstorben	365	76,7 %
— Nachuntersuchung verweigert	1	0,2 %
Nachuntersuchte Patienten	87	18,3 %

2. Verhältnis des ausgelesenen Materials zu der Gesamtpopulation Oligophrener des Kantons Waadt

Es stellt sich die Frage, wie weit das beschriebene Material für die Gesamtbevölkerung repräsentativ ist. Zwar handelt es sich bei unserem Spital mit 700 Betten und 1580 jährlichen Aufnahmen (1966) um die einzige staatliche psychiatrische Klinik des Kantons Waadt [1]. Die wenigen Privatkliniken, die vorwiegend Patienten aus vermögenden Gesellschaftsschichten und eine große Zahl von Ausländern behandeln, dürfen hier vernachlässigt werden. Es existieren aber weitere Institutionen für Schwachsinnige, sowie eine größere Institution für epileptische Kinder, in der ebenfalls eine Anzahl erwachsener oligophrener Epileptiker behandelt werden. Die beiden größeren Heime für erwachsene Schwachsinnige besitzen zusammen ca. 350 Betten und sind für die Dauerbetreuung Schweroligophrener vorgesehen. Da sie jedoch vereinzelt andere Fälle, z. B. stabilisierte Psychotiker beherbergen, wäre eine genaue Untersuchung der entsprechenden Jahrgänge dieses Patientenmaterials notwendig um repräsentative Schlüsse für die Gesamtbevölkerung ziehen zu können — eine Arbeit, die heute kaum mehr geleistet werden kann, da während der ersten Jahrzehnte dieses Jahrhunderts häufig keine oder nur allzu summarische psychiatrische Beobachtungen über diese Pfleglinge aufgezeichnet wurden. Da die erwähnten Pflegeheime keine oder nur sehr beschränkte Untersuchungsmöglichkeiten für akute Erkrankungen Oligophrener besitzen, kann angenommen werden, daß die *überwiegende Mehrzahl der an schwereren akuten psychischen Störungen erkrankten Oligophrenen des Kantons* bei uns hospitalisiert worden sind, sowie diejenigen Fälle, bei denen *klinische zivil- oder strafrechtliche Gutachten* erstellt worden sind. *Unser Krankenmaterial stellt somit eine Auslese derjenigen Schwachsinnigen dar, die eine Untersuchung oder Behandlung in einer psychiatrischen Klinik erforderten.* Untervertreten in unserem Material sind sicher neben den Epileptikern vor allem — psychiatrisch gesehen — in ihrem Verhalten weniger stark gestörte Imbezille und Idioten, die bei vorwiegend sozialen Schwierigkeiten eventuell direkt durch den Hausarzt oder durch Behörden in ein Pflegeheim eingewiesen wurden, ohne vorher in der psychiatrischen Klinik untersucht worden zu sein.

3. Verhältnis der nachuntersuchten Patienten zum Ausgangsmaterial

Von den 476 Patienten konnten nur bei 23 Fällen (4,8⁰/₀; 9 M. und 14 F.) keine Angaben über Aufenthalt oder eventuellen Hinschied erhoben werden. 365 Patienten (76,7⁰/₀) sind verstorben. Nur 1 Patient hat die Nachuntersuchung verweigert.

(Einen zweiten Fall konnten wir nur oberflächlich untersuchen. Es handelte sich um einen debilen Deutschschweizerbauern, der an einer paranoiden Schizophrenie leidet und seit mehreren Jahren völlig abgeschlossen in der oberen Etage seines abgelegenen Bauernhauses lebt, umgeben von seiner Familie, deren Mitglieder zum Teil aktiv am paranoiden Wahnsystem mitspinnen. Die Auskünfte der an Ort und Stelle interviewten Familienmitglieder und die Beobachtungen während der vorhergehenden Klinikaufenthalte waren so ausführlich, daß wir diesen Patienten ebenfalls zum nachuntersuchten Material zählen.)

Bei allen weiteren aufgefundenen und noch lebenden Patienten konnte die *Nachuntersuchung* durchgeführt werden; es *handelt sich insgesamt um 87 Fälle (18,3⁰/₀).* (Siehe auch Tabelle 1.)

---

1 In der Schweiz ist die psychiatrische Krankenpflege kantonal organisiert. Der Kanton Waadt entspricht somit einem psychiatrischen Sektor mit einem einzigen zentralgelegenen staatlichen psychiatrischen Spital (erst 1965 wurde eine zweite staatliche Klinik eingerichtet). Die Einwohnerzahl des Kantons ist seit 1900 von 280 000 auf 478 000 (1963) angewachsen.

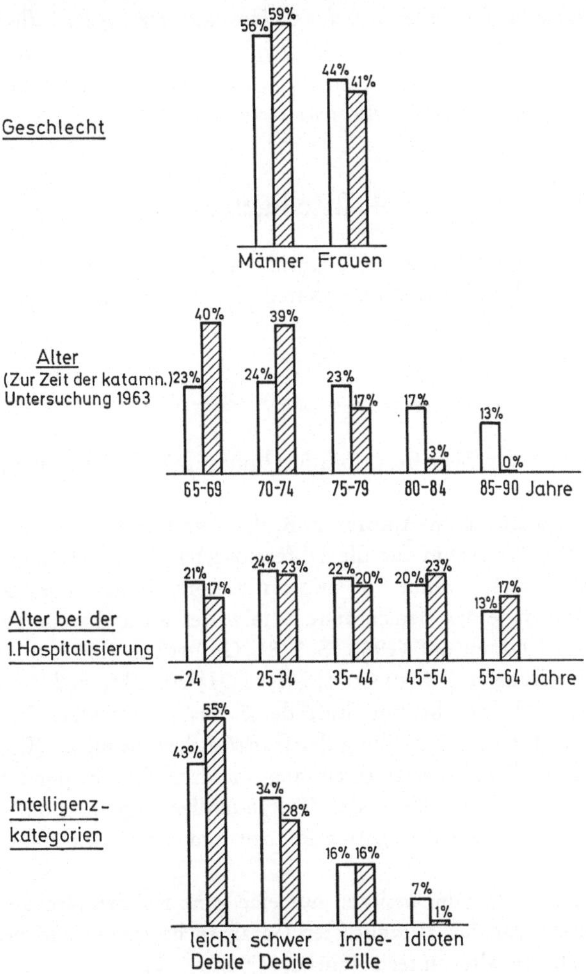

Abb. 1. Zusammensetzung des Ausgangsmaterials und der nachuntersuchten Gruppe Oligophrener. ☐ Ausgangsmaterial, ▨ nachuntersuchte Patienten

Abb. 1 zeigt die Zusammensetzung des Ausgangsmaterials und der nachuntersuchten Patientengruppe in bezug auf Geschlecht, Alter bei der Nachuntersuchung, Alter bei der 1. Hospitalisierung und Intelligenzkategorien. Die Unterschiede zwischen nachuntersuchtem und Ausgangsmaterial sind klein, was Geschlecht und Alterszusammensetzung bei der 1. Hospitalisierung betrifft. Bei den Intelligenzkategorien sind die nachuntersuchten leicht Debilen wohl infolge der geringeren Mortalität leicht übervertreten. Die schwer Debilen sind bei der Nachuntersuchung nur angedeutet untervertreten. Idioten hingegen konnten mit einer Ausnahme keine mehr nachuntersucht werden, da sie alle verstorben waren. Die Mortalität ist ebenfalls für die prozentuale Übervertretung der jüngern Jahrgänge und die zu schwache Repräsentierung der ältern Pat. (besonders der über 80jährigen) im nachuntersuchten Material verantwortlich.

Was das Geschlecht, das Alter bei der 1. Hospitalisierung und die Verteilung auf die verschiedenen Intelligenzkategorien betrifft, repräsentieren also die nachuntersuchten Patienten das Ausgangsmaterial in befriedigender Weise; untervertreten sind die ältern Jahrgänge und praktisch nicht vertreten die Idioten.

4. Intelligenz

Bei der Durchuntersuchung der 476 Krankengeschichten wurde in jedem Fall eine Einstufung in die 4 folgenden Intelligenzkategorien vorgenommen:

1. Leichte Debilität,
2. schwere Debilität,
3. Imbezillität,
4. Idiotie.

Die Verwendung der Begriffe Debilität, Imbezillität, Idiotie ist in der Literatur keineswegs einheitlich.

Während die französischen Autoren z. B. die Unfähigkeit, schreiben und lesen zu lernen, als wichtiges Kriterium für die Differenzierung von Debilität und Imbezillität betrachten, wird diese Grenze von anderen Autoren höher angesetzt. Nach BLEULER eignen sich Imbezille das elementarste Schulwissen an und weisen ein Intelligenzalter von ca. 6—10 Jahren auf (1966, S. 518). GRÜNTHAL (1955, S. 348) verwendet eine ähnliche Einteilung und SPOERRI (1961, S. 21) schreibt, daß Imbezille die elementarsten Schulkenntnisse „bis zur Stufe der 3. Klasse" erwerben können. Wir lehnen uns im folgenden an die Einteilung der französischen Schule an (EY, 1963, S. 556), die den in unseren Krankengeschichten angewandten Gesichtspunkten am ehesten entspricht und mit den Vorschlägen der Weltgesundheitsorganisation von 1954 weitgehend übereinstimmt. Die 4 Kategorien können summarisch wie folgt charakterisiert werden:

Idioten sprechen nicht oder besitzen nur eine ganz rudimentäre Sprache. Sie können sich nicht selber vor den alltäglichsten Gefahren bewahren und bedürfen ständiger Aufsicht (Intelligenzalter unter 3 Jahren, IQ unter 20).

Imbezille sind fähig, sich vor den gewöhnlichsten Gefahren zu bewahren, aber sie sind unfähig, schreiben zu lernen und ihr Leben selber zu verdienen. Sie benötigen einen Vormund und können nicht als eigentlich erziehbar betrachtet werden; sie verrichten nur allereinfachste Arbeiten oder alltägliche Hilfeleistungen im Haushalt (Intelligenzalter 3—7 Jahre; IQ 20—50).

Debile weisen in der Volksschule einen Rückstand von oft mehreren Jahren auf oder besuchen eine Hilfsschule. Die soziale Adaptation hängt stark von sozio-kulturellen Faktoren ab. Meist erreichen Debile keine eigentliche ökonomische Autonomie (Intelligenzalter 7—12 Jahre; IQ ca. 50—70).

Wir haben von dieser letzten Gruppe die *schwer Debilen* abgetrennt, die von einigen schweizerischen Autoren noch zu den Imbezillen gerechnet würden. Es handelt sich dabei um Debile, die nur das rudimentärste Schulwissen der ersten Schuljahre erworben hatten, und die nur sehr wenig anspruchsvolle Arbeiten zu verrichten vermochten. Zu der Gruppe der *leicht Debilen* haben wir 11 Fälle von ausgesprochen unintelligenten Patienten gezählt, die aber nicht sicher debil waren. Auch unter den übrigen leicht Debilen befinden sich wahrscheinlich zahlreiche weitere Fälle, deren

IQ über 70 liegt, so daß ein Teil unserer leicht debilen Patienten als *Grenzfälle zur Oligophrenie* betrachtet werden müssen.

Es liegt auf der Hand, daß die Einteilung in die erwähnten 4 Kategorien nach vorwiegend klinischen Gesichtspunkten außerordentlich grob ist, und daß die Grenzen zu den Nachbargruppen sehr fließend sind. Trotzdem die Einstufung des Einzelfalles oft wenig sicher erscheint, erlaubt dieses Verfahren, *Gruppen mit gewissen Schwerpunkten innerhalb der Intelligenzskala zu bilden* und Patienten mit stark voneinander abweichender Intelligenz getrennt zu besprechen.

Tabelle 2 gibt die Verteilung der Patienten auf die verschiedenen Intelligenzgruppen wieder.

5. Geschlecht

Die 476 Patienten setzen sich zusammen aus 268 (56%) Männern und 208 (44%) Frauen. Der Anteil der Geschlechter bei Nachuntersuchten und Verstorbenen sowie Unauffindbaren und die Verteilung der verschiedenen Intelligenzgruppen sind in Tabelle 2 dargestellt.

6. Zivilstand

Bei der *Erstaufnahme* in unser Spital waren 359 (75%) der Patienten ledig, 67 (14%) verheiratet, 26 (5%) geschieden und 22 (5%) verwitwet. (Entsprechende Prozentzahlen der Schweizer Bevölkerung bei 20—65jährigen (1960): Ledig 26%, verheiratet 68%, geschieden 2%, verwitwet 3%.)

Von den *nachuntersuchten* 87 Fällen waren 53 (61% N) ledig, 13 (15% N) verheiratet, 8 (9% N) geschieden oder getrennt und 13 (15% N) verwitwet. (Zwei Patienten hatten sich nach einer Scheidung wieder verheiratet, so daß insgesamt 10 unter den Nachuntersuchten (11,5% N) einmal geschieden worden waren.) Die entsprechenden Prozentzahlen der Schweizer Bevölkerung betragen bei 65—100jährigen (1960): ledig 15%, verheiratet 46%, geschieden 3%, verwitwet 36%.

Der Zivilstand der Patienten unterscheidet sich somit beim Ausgangsmaterial wie bei den Nachuntersuchten in signifikanter Weise von der Durchschnittsbevölkerung (p < 0,01). Insbesondere liegt die Zahl der Scheidungen deutlich über derjenigen der Durchschnittsbevölkerung. Unter den 13 Verheirateten befanden sich 11 Männer (22% NM) und 2 Frauen (6% NF). 11 Verheiratete waren leicht und 2 schwer debil. Wenn bei der ersten Aufnahme der Prozentsatz der verheirateten Männer (13% M) wenig kleiner war als die Zahl der verheirateten Frauen (15,4% F), so überwiegt bei den Nachuntersuchten der Prozentsatz der verheirateten Männer in auffallender Weise. Da dieser Unterschied kaum durch eine unterschiedliche Mortalität erklärt werden kann, muß vermutet werden, daß die oligophrenen Männer unseres Materials sich häufiger verheiratet haben als die Frauen. Auch J. Monnet et al. (1966) fanden bei ihren katamnestischen Untersuchungen mehr Verheiratete unter den Männern als bei den Frauen.

Tabelle 2. *Die verschiedenen Intelligenzgruppen*

Intelligenz-stufe	Nachuntersucht						Verstorben oder unauffindbar						Total					
	M	%	F	%	Total	%	M	%	F	%	Total	%	M	%	F	%	Total	%
Leichte Debilität	31	6	17	3	48	10 55 N	90	20	69	14	159	33	121	25	86	18	207	43
Schwere Debilität	11	2	13	3	24	5 28 N	74	16	64	13	138	29	85	18	77	16	162	34
Imbezillität	8	2	6	1	14	3 16 N	33	7	29	6	62	13	41	9	35	7	76	16
Idiotie	1	0,2	0	0	1	0,2 1 N	20	4	10	2	30	6	21	4	10	2	31	7
Total	51	11	36	8	87	18 100 N	217	46	172	36	389	82	268	56	208	44	476	100

7. Muttersprache

448 Patienten (94%) waren französischer, 24 (5%) deutscher, 2 (0,4%) italienischer und 1 (0,2%) ungarischer Muttersprache; bei einem Patienten war die Muttersprache nicht bekannt.

Unter den Patienten mit nicht französischer Muttersprache finden sich vor allem Debile, lediglich 2 Imbezille und 1 Idiot — ein Umstand, der sich durch die schwächere Migration der schwerer Oligophrenen erklärt.

8. Konfession

411 Patienten (86%) gehören der protestantischen, 61 (13%) der katholischen und 3 (0,6%) andern Konfessionen an (keine Auskünfte bei einem Patienten).

9. Herkunft

Die Mehrzahl der Patienten stammt aus vorwiegend ländlichen Verhältnissen des Kantons Waadt selber: 377 (79%). In anderen Kantonen heimatberechtigt waren 97 (20%); mit Ausnahme von 2 Idioten und 11 Imbezillen handelt es sich dabei ausschließlich um Debile, was wiederum durch die schwächere Migration der schwer Oligophrenen zu erklären ist.

10. Beruf

Wie dies nicht anders zu erwarten ist, rekrutierten sich die meisten Patienten aus den untern sozialen Schichten. 110 (23%) waren ohne Beschäftigung und nur 5 (1%) waren in unabhängiger Stellung tätig. Bei den Unbeschäftigten handelt es sich um 29 Idioten, 36 Imbezille, 32 schwer Debile und 13 leicht Debile. 142 Patienten (30%) arbeiteten in der Landwirtschaft, 56 (12%) in handwerklichen und industriellen Betrieben. 38 (8%) Frauen waren als Hausfrauen tätig und 76 (16%) als Hausangestellte. Die übrigen 54 Patienten (11%) verteilen sich auf weitere unselbständige Berufsgruppen.

11. Schulbildung

Was die Schulbildung betrifft, verfügen wir nur bei den 87 nachuntersuchten Patienten über genügend gesicherte Auskünfte: 5 (6% N) Patienten wiesen keine Schulbildung auf (1 Idiot, 3 Imbezille und 1 schwer Debiler). Nur 7 Patienten (8% N) besuchten *Spezialschulen* (4 Imbezille, 1 schwer Debiler, 2 leicht Debile), was vor allem auf die ungenügenden Schulungsmöglichkeiten für Schwachsinnige, besonders zu Anfang des Jahrhunderts, zurückzuführen ist. Aus demselben Grund besuchten relativ viele Oligophrene — die heute in Hilfs- oder andern Spezialschulen zu finden wären —, die Primarschule (oft kleine Gesamtschulen auf dem Lande), wo sie unter Repetition mehrerer Klassen mitgeschleppt wurden. 69 Patienten (79% N) waren anerkannt schlechte Primarschüler, die ein oder mehrmals repetierten. Keine Auskünfte erhielten wir von 6 Patienten (7% N).

12. Militärdienst

Trotz der in der Schweiz bestehenden allgemeinen Dienstpflicht leisteten nur 6 Patienten (7% N) Militärdienst; es handelte sich ausschließlich um leicht Debile. Alle übrigen Patienten waren erwartungsgemäß nicht diensttauglich.

13. Das Alter bei der Erstaufnahme

Tabelle 3 zeigt die prozentuale Verteilung der Erstaufnahmen auf die 4 Intelligenzgruppen, wobei jede Untergruppe für sich (= 100%) in die verschiedenen Altersgruppen aufgeteilt worden ist. Dabei fällt bei den Gesamtzahlen für die 5 Jah-

Tabelle 3. *Alter bei der 1. Aufnahme*

1. Auf-nahme	Leicht Debile		Schwer Debile		Imbezille		Idioten		Total	
	Anzahl	%	Anzahl	%	Anzahl	%	Anzahl	%	Fälle	%
—14	1	0,5	3	2	3	4	7	23	14	3
15—19	10	5	20	12	5	7	4	13	39	8
20—24	18	9	16	10	12	16	2	6	48	10
25—29	15	7	20	12	15	20	4	*13*	54	11
30—34	20	10	28	*17*	9	*12*	3	10	60	13
35—39	27	13	12	7	7	9	—	0	46	10
40—44	26	*13*	19	12	6	8	6	19	57	12
45—49	31	15	15	9	7	9	1	3	54	11
50—54	26	13	15	9	4	5	—	0	45	9
55—59	17	8	8	5	2	3	1	3	28	6
60—64	16	8	6	4	6	8	3	10	31	7
Total	207	100	162	100	76	100	31	100	476	100
Median	42 Jahre		33;4 Jahre		31;2 Jahre		27;6 Jahre		39;7 Jahre	

resgruppen eine überraschende Konstanz in der Verteilung der Erstaufnahmen auf. *Das durchschnittliche Alter bei der Erstaufnahme in unserer Klinik betrug 39;7 Jahre.* Für die Ersthospitalisierung unserer Oligophrenen kann somit kein eigentliches Prädilektionsalter festgestellt werden. Immerhin wird deutlich, daß die Hospitalisierung mit abnehmendem Intelligenzgrad früher notwendig wird; die Medianwerte betragen: 42 Jahre bei den leicht Debilen, 33;4 Jahre bei den schwer Debilen, 31;2 Jahre bei den Imbezillen und 27;6 Jahre bei den Idioten.

Die schwer Oligophrenen wurden also durchschnittlich wesentlich früher hospitalisiert als die leicht Schwachsinnigen; 50% der leicht Debilen wurden erst nach dem 42. Jahr erstmals in unsere Klinik eingewiesen.

14. Zeitpunkt der ersten Aufnahme

Tabelle 4 gibt eine Übersicht über den Zeitpunkt der Ersthospitalisierung bei den verschiedenen Intelligenzgruppen. Sie zeigt, daß ein sehr großer Prozentsatz der

Tabelle 4. *Zeitpunkt der 1. Aufnahme in die psychiatrische Klinik*

Datum	Anzahl	%	
—1900	16	3	
1900—1904	22	5	
1905—1909	41	9	
1910—1914	58	12	54
1915—1919	60	13	
1920—1924	59	12	
1925—1929	51	11	
1930—1934	43	9	
1935—1939	55	12	
1940—1944	34	7	
1945—1949	24	5	
1950—1954	9	2	
1955—	4	1	
Total	476	100	

Patienten schon am Anfang dieses Jahrhunderts zum ersten Mal hospitalisiert worden ist. 255 (54%) der Patienten wurden vor dem Jahre 1925 zum ersten Mal hospitalisiert.

15. Aufenthaltsdauer bei der ersten Hospitalisierung

Tabelle 5 gibt Auskunft über die Dauer der ersten Hospitalisierung bei den verschiedenen Intelligenzgruppen. 31 Fälle (7%) wurden nach dem ersten Aufenthalt in unserer Klinik in eine andere psychiatrische Klinik (Heimatkanton) übergeführt und 37 (8%) wurden anschließend an die erste Hospitalisation bei uns in Heime für Oligophrene, Altersheime oder Allgemeinspitäler übergeführt.

Erwartungsgemäß nimmt die Zahl der Patienten mit einer Aufenthaltsdauer von weniger als einem Monat mit abnehmender Intelligenz ebenfalls ab und beträgt 33% bei den leicht Debilen, 18% bei den schwer Debilen, 17% bei den Imbezillen und 3% bei den Idioten. Die Zahl derjenigen, die länger als 12 Monate hospitalisiert wurden, nimmt dagegen mit abnehmender Intelligenz zu: 16% bei den leicht Debilen, 27% bei den schwer Debilen, 33% bei den Imbezillen und 39% bei den Idioten (die Zahl der letzteren ist nicht größer, weil eine Anzahl Patienten nach 1—3 Monaten in Heime für Oligophrene transferiert wurde).

16. Anzahl der Hospitalisierungen

Tabelle 6 zeigt die Zahl der Hospitalisierungen bei den verschiedenen Untergruppen. Die überwiegende Mehrzahl der Patienten, besonders der Debilen, sind ein einziges Mal hospitalisiert worden.

Diese Feststellung ist auch dann gültig, wenn die Dauerhospitalisationen abgezogen werden (114 Fälle, die bei der ersten Hospitalisierung länger als 12 Monate

Tabelle 5. *Aufenthaltsdauer bei der 1. Hospitalisierung*

Hospitali-sationsdauer (Monate)	Leichte Debilität				Schwere Debilität				Imbezillität				Idiotie				Total			
	M	F	Total	%	M	F	Total	%	M	F	Total	%	M	F	Total	%	M	F	Total	%
— 1	46	22	68	33	7	22	29	18	8	5	13	17	1	0	1	3	62	49	111	23
1— 3	38	25	63	30	28	21	49	30	8	10	18	24	9	1	10	32	83	57	140	29
3— 6	13	14	27	13	18	8	26	16	7	6	13	17	0	1	1	3	38	29	67	14
6— 9	6	5	11	5	5	6	11	7	1	3	4	5	3	1	4	13	15	15	30	6
9—12	2	2	4	2	1	3	4	2	1	2	3	4	1	2	3	10	5	9	14	3
12—	16	18	34	16	26	17	43	27	16	9	25	33	7	5	12	39	65	49	114	24
			207	100			162	100			76	100			31	100			476	100

interniert waren und 68 Fälle, die in andere Spitäler oder Heime übergeführt wurden). Obwohl die meisten Patienten bei ihrer Einweisung schwere Verhaltensstörungen aufwiesen und sozial schlecht angepaßt waren, konnten in der Folge meistens erneute Einweisungen vermieden werden.

17. Die Gesamtdauer aller Hospitalisierungen

In Tabelle 7 wurde die Gesamthospitalisierungsdauer der Patienten, nach diagnostischen Gruppen geordnet, dargestellt. Es handelt sich um die Gesamtdauer aller Hospitalisierungen der 476 Patienten in unserer Klinik oder in der der Klinik angeschlossenen Anstalt für psychiatrisch chronisch Kranke, insbesondere für solche höheren Alters. Nicht inbegriffen in unseren Angaben sind Aufenthalte in andern Spitälern oder Heimen. Die wiedergegebene Gesamthospitalisierungsdauer bezieht sich somit lediglich auf die Hospitalisierung in der einzigen *psychiatrischen Anstalt* des Kantons.

Wie ein Blick auf die wiedergegebenen Zahlen zeigt, ist die Streuung der Hospitalisierungsdauer bei sämtlichen Untergruppen außerordentlich groß.

Ein Vergleich der 4 Intelligenzgruppen läßt deutlich erkennen, daß die Gesamthospitalisierungsdauer von den leicht Debilen über die schwer Debilen zu den Imbezillen hin zunimmt; dies geht besonders klar aus Abb. 2 hervor, in der die jeweilige Anzahl Fälle (in Form kumulierter Prozentwerte) zu den entsprechenden Werten der Aufenthaltsdauer angegeben wurden. Das prozentuale Verhältnis der 3 Intelligenzgruppen ist für die verschiedenen Kategorien der Aufenthaltsdauer erstaunlich stabil, die Kurven verlaufen über längere Strecken fast parallel. Eine Ausnahme bilden die Idioten, deren Aufenthaltsdauer in erster Linie infolge der beträchtlich höheren Mortalität, aber auch infolge einiger Transferierungen in Heime für Oligophrene abgekürzt wurde. Es scheint uns bemerkenswert, daß 47% der leicht Debilen, 33% der schwer Debilen, 24% der Imbezillen und 20% der Idioten Gesamtaufenthaltsdauern von nur 3 oder weniger Monaten aufweisen.

In diesem Zusammenhang ist es von Interesse, daß 60% aller Oligophrenen nur einen einzigen Aufenthalt in der Klinik machten; dabei betrug der einzige Aufenthalt bei 35% dieser Untergruppe weniger als 1 Monat und bei 22% nur 2—3 Monate. Immerhin wurden 68 Patienten (24% der nur einmal Hospitalisierten) anschließend in andere psychiatrische Kliniken, in Allgemeinspitäler oder in Heime transferiert.

Mehr als 10 Jahre interniert waren 7% der leicht Debilen, 18% der schwer Debilen und 29% der Imbezillen, sowie 17% der Idioten. Die längste Hospitalisierungsdauer betrug 51 Jahre bei einem schwer debilen amoralischen Psychopathen.

33% der „*Psychopathen*" waren bis zu 3 Monaten hospitalisiert, 24% 1—6 Jahre und 26% mehr als 10 Jahre. Größere Unterschiede in bezug auf die verschiedenen Untergruppen bestehen nicht. Fast die Hälfte der *Hysteriker* und mehr als die Hälfte der *Depressiven* (vorwiegend Patienten mit depressiven Reaktionen) verbrachten weniger als 4 Monate im Spital. Die Hospitalisierungsdauer der wenigen Fälle *zyklischer Psychosen* und *Manien* war sehr lange und betrug meist viele Jahre. Nur bei 15% der schizophrenen *Schwachsinnigen* verblieb die Hospitalisierungsdauer unter 4 Monaten. Bei je 11% betrug sie 1—3, 4—6 und 7—9 Jahre, bei 14% 10—19 Jahre und bei 27% mehr als 20 Jahre. Ebenfalls bei den *Spätschizophrenen* war die Hospitalisierungsdauer meist sehr lang. Nur ca. ¼ der Patienten verbrachte weniger als 4 Monate in unserem Spital, während 61% (17/28) 1—30 Jahre hospitalisiert waren. Von

Tabelle 6. *Anzahl der Hospitalisierungen*

Anzahl der Hospitalisierungen	1 n	1 %	2 n	2 %	3 n	3 %	4 n	4 %	5 n	5 %	6 n	6 %	7—10 n	7—10 %	> 10 n	> 10 %
Total	283	59 (59)	96	20 (80)	47	10 (89)	20	4 (94)	8	2 (95)	8	2 (97)	6	1 (98)	8	2 (100)
Leicht Debile	125	60 (60)	38	18 (79)	21	10 (89)	5	2 (91)	5	2 (94)	3	1 (95)	4	2 (97)	6	3 (100)
Schwer Debile	94	58 (58)	35	22 (80)	14	9 (88)	12	7 (96)	2	1 (97)	4	2 (99)	1	0,6 (100)	—	
Imbezille	43	57 (57)	17	22 (79)	9	12 (91)	2	3 (93)	1	1 (95)	1	1 (96)	1	1 (97)	2	3 (100)
Idioten	21	68 (68)	6	19 (87)	3	10 (97)	1	3 (100)	—		—		—		—	
Psychopathen (Total)	146	57 (57)	49	19 (76)	30	12 (88)	11	4 (92)	5	2 (94)	6	2 (97)	3	1 (98)	5	2 (100)
Dysphorische, irritable und explosive	79	56 (56)	29	20 (76)	16	11 (87)	8	6 (93)	1	1 (94)	4	3 (97)	2	1 (98)	3	2 (100)
Haltlose	44	52 (52)	16	19 (71)	13	15 (86)	3	3 (89)	3	3 (93)	4	5 (98)	1	1 (99)	1	1 (100)
Abulische, apathische	14	56 (56)	7	28 (84)	2	8 (92)	1	4 (96)	—		—		—		1	4 (100)
Hysteriker	10		1		2		2		—		1		—		2	
Depressive (Total)	27	66 (66)	6	15 (80)	4	10 (90)	3	7 (98)	—		1	(100	—		—	
Depressive Reaktionen	22	71 (71)	4	13 (84)	3	10 (93)	1	3 (97)	—		1	3 (100)	—		—	
Endogene Depressionen	1		1		—		—		—		—		—		—	
Manisch Depressive	—		—		—		—		—		—		1		1	
Manien	1		1		—		—		—		2		1		1	
Schizophrene (Total)	32	49 (49)	19	29 (78)	4	6 (85)	4	6 (91)	3	5 (95)	—		1	1 (97)	2	3 (100)

	n	kum.	n	kum.	n	kum.	n	kum.	n	kum.	n	kum.	n	kum.	n	kum.
Paranoide	16	57 (57)	5	18 (75)	2	7 (82)	2	7 (90)	1	4 (93)	—		—		2	7 (100)
Katatone	8		8		1		1		—		—		1		—	
Hebephrene	5		5		1		—		2		—		—		—	
Schizophrenia Simplex	2		1		—		—		—		—		—		—	
Schizophrene Depression	1		—		—		1		—		—		—		—	
Spätschizophrene	18	64 (64)	4	14 (79)	2	7 (86)	1	4 (89)	1	4 (93)	—		1	4 (96)	1	4 (100)
„Wahnhafte Reaktionen"	27	59 (59)	7	15 (74)	6	13 (87)	1	2 (89)	1	2 (91)	1	2 (93)	2	4 (98)	1	2 (100)
Alkoholiker	50	53 (53)	21	22 (76)	8	8 (83)	6	6 (89)	3	3 (93)	4	4 (97)	—		3	3 (100)
Sexuelle Störungen und Perversionen	18	53 (53)	4	12 (65)	6	18 (82)	3	9 (91)	—		—		3	9 (100)	—	
Epileptische	10		1		2		—		—		—		—		—	
Taubstumme	10		3		3		—		—		—		—		1	
Delinquenten (Total)	19	17 (17)	61	54 (71)	14	12 (83)	7	6 (89)	3	3 (92)	3	3 (95)	2	2 (96)	4	3 (100)
Delinquenz gegen Leib und Leben	12		5		3		1		—		—		—		1	
Mord	3		2		1		1		—		—		—		1	
Vermögensdelikte	24	48 (48)	9	18 (66)	8	16 (82)	2	4 (86)	3	6 (92)	2	4 (96)	—		2	4 (100)
Sittlichkeitsdelikte	16	55 (55)	2	7 (62)	5	17 (79)	3	10 (90)	—		—		2	7 (97)	1	3 (100)
Paedophile	10		1		1		3		—		—		2		—	
Brandstifter	7		5		4		1		—		1		—		—	

( ) = kum. %

Tabelle 7. *Gesamtaufenthaltsdauer*

Diagnose	0—1 Monat		2—3 Monate		4—6 Monate		7—12 Monate		1—3 Jahre		4—6 Jahre		7—9 Jahre		10—19 Jahre		20—29 Jahre		30—39 Jahre		40—49 Jahre		> 50 Jahre		Total
	n	%	n	%	n	%	n	%	n	%	n	%	n	%	n	%	n	%	n	%	n	%	n	%	
Total	98	21 (21)	76	16 (36)	40	8 (45)	24	5 (50)	59	12 (62)	40	8 (71)	24	5 (76)	49	10 (86)	34	7 (93)	19	4 (97)	19	4 (99,8)	1	0,2 (100)	476
Leichte Debilität	55	27 (27)	41	20 (46)	20	10 (56)	12	6 (62)	22	11 (72)	15	7 (80)	9	4 (84)	17	8 (92)	11	5 (97)	5	2 (100)	—		—		207
Schwere Debilität	31	19 (19)	23	19 (33)	15	9 (42)	7	4 (47)	20	12 (59)	12	7 (66)	9	5 (72)	18	11 (83)	12	7 (90)	7	4 (95)	7	4 (99)	1	0,6 (100)	162
Imbezillität	10	13 (13)	8	11 (24)	4	5 (29)	2	3 (32)	8	11 (42)	4	11 (53)	4	5 (58)	9	12 (70)	11	19 (84)	7	9 (93)	5	7 (100)	—	—	76
Idiotie	2	6 (6)	4	13 (19)	1	3 (23)	3	10 (32)	9	29 (61)	5	16 (77)	2	6 (84)	5	16 (100)	—		—		—		—		31
Psychopathen (Total)	38	15 (15)	45	18 (32)	19	7 (40)	13	5 (45)	35	14 (59)	26	10 (69)	11	4 (73)	29	11 (84)	16	6 (91)	13	5 (96)	9	3 (100)	1	0,3 (100)	255
Dysphorische irritable Psychopathen	19	13 (13)	22	15 (29)	8	6 (34)	5	3 (38)	16	11 (49)	16	11 (61)	7	5 (65)	20	14 (80)	10	7 (87)	11	8 (94)	8	6 (100)	—		142
Haltlose Psychopathen	14	16 (16)	15	18 (34)	7	8 (42)	4	5 (47)	15	18 (65)	6	7 (72)	5	6 (78)	8	9 (87)	4	5 (92)	4	5 (97)	2	2 (99)	1	1 (100)	85
Abulische Psychopathen	3	12 (12)	3	12 (24)	3	12 (36)	2	8 (44)	5	20 (64)	4	16 (80)	—		2	8 (88)	2	8 (90)	—		1	4 (100)	—		25
Wahnhafte Reaktionen	14	30 (30)	7	15 (46)	4	9 (54)	4	9 (63)	1	2 (65)	2	4 (70)	3	6 (76)	3	6 (82)	5	10 (93)	2	4 (98)	1	2 (100)	—		46
Alkoholismus	17	18 (18)	24	25 (43)	8	8 (52)	8	8 (60)	7	7 (67)	8	8 (76)	2	2 (78)	11	12 (89)	6	6 (96)	3	3 (99)	—		1	1 (100)	95
Perversionen u. andere sexuelle Störg.	3	9 (9)	9	26 (35)	3	9 (44)	3	9 (53)	4	12 (65)	3	9 (73)	1	3 (76)	2	6 (82)	1	3 (85)	4	12 (97)	1	3 (100)	—		34
Epilepsie	1		1		2		2		—		2		2		2		1		—		—		—		13
Taubstummheit	1		1		2		1		3		1		—		6		1		1		—		—		17
Delinquenz	17	15 (15)	28	25 (40)	13	11 (51)	4	3 (55)	16	14 (69)	7	6 (75)	3	3 (78)	9	8 (86)	4	3 (89)	6	5 (95)	6	5 (100)	—		113

													Total
Delikte gegen Leib und Leben (Total)	3 14 (14)	7 32 (45)	5 23 (68)	—	2 9 (77)	—	—	1 4 (82)	1 4 (86)	1 4 (91)	2 10 (100)	—	22
Mord und Totschlag	—	3	—	—	1	—	—	1	1	1	1	—	8
Vermögensdelikte (cyclische)	7 14 (14)	12 24 (38)	6 12 (50)	1 2 (52)	10 20 (72)	3 6 (78)	1 2 (80)	3 6 (86)	2 4 (90)	1 2 (92)	4 8 (100)	—	50
Sittlichkeitsdelikte (Total)	2 7 (7)	8 28 (34)	4 14 (48)	3 10 (59)	3 10 (69)	2 7 (76)	1 3 (79)	2 7 (86)	1 3 (90)	3 10 (100)	—	—	29
Paedophilie	2	4	1	2	2	2	1	—	1	2	—	—	17
Brandstiftung	—	4	1	1	1	2	1	4	2	1	1	—	18
Hysterie	6	2	2	1	3	—	1	—	—	3	—	—	18
Depressionen (Total)	14 34 (34)	10 24 (58)	5 12 (71)	2 5 (76)	4 10 (85)	2 5 (90)	—	1 2 (93)	2 5 (98)	1 2 (100)	—	—	41
Depressive Reaktionen	11 35 (35)	10 32 (68)	1 3 (71)	1 3 (74)	3 10 (84)	2 6 (90)	—	1 3 (93)	1 3 (96)	1 3 (100)	—	—	31
Endogene Depressionen	1	—	1	—	—	—	—	—	—	—	—	—	2
Manisch-depressive Erkrankungen	—	—	—	—	—	—	—	—	—	1	1	—	2
Manien	—	1	—	1	—	2	1	1	—	—	—	—	6
Schizophrenien (Total)	9 14 (14)	1 1 (15)	6 9 (25)	1 1 (26)	7 11 (37)	7 11 (48)	7 11 (58)	9 14 (72)	10 15 (88)	6 9 (97)	2 3 (100)	—	65
Paranoide Schizophrenien	7 25 (25)	1 4 (29)	2 7 (36)	—	5 18 (54)	1 4 (57)	1 4 (61)	3 11 (71)	5 18 (89)	2 7 (96)	1 4 (100)	—	28
Katatonie	2	—	2	—	1	2	2	5	4	1	—	—	19
Hebephrenie	—	—	1	1	1	1	4	1	—	3	1	—	13
Schizophrenia simplex	—	—	1	—	—	2	—	—	—	—	—	—	3
Schizophrene Depressionen	—	—	—	—	—	1	—	—	1	—	—	—	2
Spätschizophrenie	6 21 (21)	1 4 (25)	3 11 (36)	—	5 18 (54)	3 11 (64)	3 11 (75)	2 7 (82)	4 14 (96)	1 3 (100)	—	—	28

( ) = kum. %

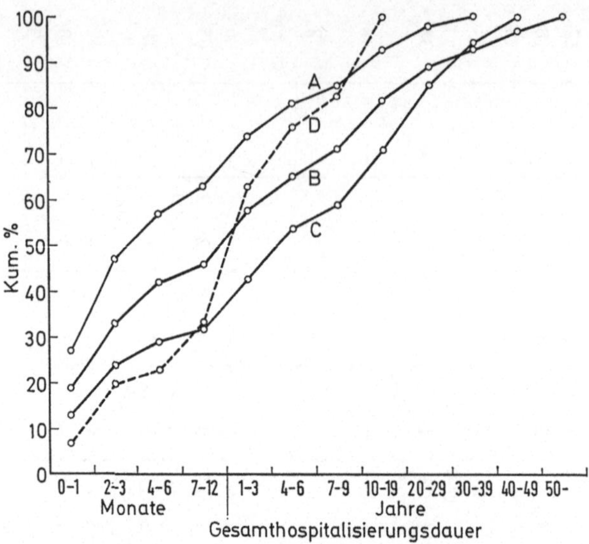

Abb. 2. Gesamthospitalisierungsdauer der verschiedenen Intelligenzgruppen. A = leicht Debile, B = schwer Debile, C = Imbezille, D = Idioten

den Patienten mit *„paranoiden Reaktionen"* blieb die Hälfte weniger lang als 4 Monate in der Klinik, andere jedoch infolge zusätzlicher Störungen z. T. viele Jahre. Bei den *Alkoholikern* wiesen 41% eine Hospitalisierungsdauer unter 4 Monaten auf. Da jedoch der Alkoholismus öfters mit psychopathischen oder andern psychiatrischen Störungen verbunden war, finden sich zahlreiche Fälle mit langer Hospitalisierungsdauer. Patienten mit *Perversionen, Epileptiker* und *Taubstumme* waren jahrelang hospitalisiert. Bei den *Delinquenten* wurden 40% weniger als 4 Monate hospitalisiert. Es handelte sich vorwiegend um Patienten, die zur Begutachtung eingewiesen worden waren (62 der 113 Delinquenten wurden nur einmal bei uns hospitalisiert). 23% der Delinquenten waren zwischen 1—9 Jahre, 25% länger als 10 Jahre in unserer Klinik. Die größte Zahl langjähriger Aufenthalte findet sich erwartungsgemäß bei Patienten mit Vergehen gegen Leib und Leben, bei Sittlichkeitsdelinquenten und Brandstiftern.

18. Die familiäre Häufung psychiatrischer Erkrankungen

Wie wir schon erwähnten, sind bei einem großen Teil der Krankengeschichten aus den ersten Jahrzehnten des Jahrhunderts die Angaben über die „familiäre Belastung" wenig detailliert, insbesondere fehlen systematische Angaben über den Intelligenzgrad anderer Familienmitglieder. Nur in 83 Fällen (17%) wird eine Oligophrenie bei Eltern oder Geschwistern erwähnt, ein Prozentsatz, der sicher viel zu niedrig ist, so daß über die Häufigkeit einer „familiären Oligophrenie" nichts ausgesagt werden kann. Zuverlässig sind die Angaben über psychiatrische Erkrankungen und Alkoholismus bei Eltern und Geschwistern (wohl auch deshalb, weil man zu Anfang des Jahrhunderts dem Alkoholismus eine gewisse Rolle bei der Genese der Oligophrenie zuschrieb).

In Tabelle 8 wurden die Beziehungen der verschiedenen hereditären Belastungen zu den Intelligenzgruppen dargestellt. *Ein Viertel der Fälle weist eine psychiatrische*

Tabelle 8. „*Familiäre Belastung*"

Familiäre Belastung (Eltern und Geschwister)	Leichte Debilität			Schwere Debilität			Imbezillität			Idiotie			Total		
	M	F	Total	M	F	Total	M	F	Total	M	F	Total	M	F	Total
(Oligophrenie, unvollständig)	(16)	(11)	(27)	(23)	(8)	(31)	(11)	(7)	(18)	(7)	(0)	(7)	(57)	(26)	(83)
Psychiatrische Krankheiten (Exklusive Oligophrenie) und Alkoholismus	40	17	57 28% l.d.	25	14	39 24% s.d.	8	7	15 20% imb.	3	1	4 13% id.	76	39	115 24%
Alkoholismus	33	23	56 27% l.d.	36	26	62 38% s.d.	17	12	29 38% imb.	6	2	8 26% id.	92	63	155 33%

Belastung auf, wobei es sich meist um psychopathische Störungen handelt. *Alkoholismus kommt bei Eltern oder Geschwistern in einem Drittel der Fälle vor.* Bei 48 Fällen (10%) liegt Alkoholismus und eine andere psychiatrische Störung gleichzeitig vor. Diese Zahlen spiegeln eindrücklich die Anhäufung psychischer Störungen in den Familien Oligophrener, und es darf füglich vermutet werden, daß die Erkrankungen der Patienten und zum Teil auch ihre Intelligenzentwicklung von der ungünstigen Umgebung zusätzlich nachteilig beeinflußt worden sind.

V. Die Persönlichkeits- und Geistesstörungen im Ausgangsmaterial und ihre Entwicklung bei den nachuntersuchten Patienten

1. Literatur

Über die *Häufigkeit zusätzlicher psychischer Erkrankungen Oligophrener* und ihrer speziellen Verhaltensstörungen existieren in der Literatur nur sehr wenige quantitative Untersuchungen. BEIER hat 1964 die bisherige Literatur durchgearbeitet; er stellte fest, daß, von einzelnen Fallstudien abgesehen, nur vereinzelte größere quantitative Untersuchungen zu diesem Problem vorliegen.

Der zitierten Zusammenfassung von BEIER, dem Übersichtsreferat über „abnormes Verhalten und Schwachsinn" von GARFIELD (1963) und der grundlegenden Arbeit von PENROSE (1963) sowie verschiedenen Untersuchungen weiterer Autoren entnehmen wir folgende Feststellungen:

Nach TREDGOLD (1947) sind konversions-hysterische Manifestationen die am häufigsten beobachteten neurotischen Symptome Oligophrener, gefolgt von Angstreaktionen und Zwangssymptomen. Von den Psychosen sei die Manie am häufigsten, dann folgten depressive Zustände und eigentliche Melancholien. Wahnideen seien ziemlich häufig, meist schlecht systematisiert. Mindestens 1% der Oligophrenen erkranken an Schizophrenie. Senile Demenz erscheine früher als bei Normalen. PENROSE (1938) untersuchte in einer klinischen und genetischen Studie 1280 Fälle Oligophrener: er fand 132 Fälle von „neurotischen Störungen und Perversionen", 24 Fälle von „affectif psychosis" und 48 Fälle mit Schizophrenie. Nur 1 Patient war depressiv. PENROSE meint, daß „affectif psychosis" bei Oligophrenen nicht nur seltener vorkommen, sondern auch milder verlaufen als bei normal Intelligenten. 1963 schreibt er, daß Geisteskrankheiten zu den wichtigsten Gründen für die Institutionalisierung von Geistesschwachen gehören. SAENGER (1960) bestätigt, daß die Verhaltensstörungen besonders bei Patienten mit einem Intelligenzquotienten von über 50 die wichtigsten Ursachen für eine Hospitalisierung darstellen. HERSKOVITZ und PLESSET (1941) meinen, Schizophrenie und manisch-depressive Psychosen kämen nur bei Individuen mit einem IQ von mindestens 50 vor. POLLOCK (1944) untersuchte die Einweisungsgründe von 444 Patienten. Er fand 39,6% vorübergehende Aufregungszustände, 18,4% Schizophrenien, 9,9% Epileptiker und 1,6% Manisch-Depressive. Die Untersuchungen von CRAFT (1959) unterstützen die Ergebnisse der Arbeiten von PENROSE. Bei 324 hospitalisierten Oligophrenen im Alter von 16—60 Jahren fand er 7% Psychosen und Neurosen, wobei die Hälfte dieser Gruppe aus Schizophrenen bestand, sowie 33% Charakterstörungen. Depressive Störungen waren selten.

Ein spezielles Problem unter den verschiedenen Erkrankungen Oligophrener bilden die Psychosen. Während der ersten Jahrzehnte des Jahrhunderts beschäftigte dieses Thema zahlreiche, besonders deutschsprachige Autoren (u. a. BRUGGER, GLAUS, GEIST, KATZENFUSS, LUTHER, MAYER-GROSS, NEUSTADT), trat dann aber in der Folge völlig in den Hintergrund. Der Kräpelin'sche Begriff der „*Pfropfhebephrenie*" erfreute sich als „Pfropfschizophrenie" lange Zeit großer Beliebtheit. Wie BRENDEL (1954) im einzelnen ausführt, wurden vor allem die pathogenetischen Beziehungen zwischen Schwachsinn und Schizophrenie diskutiert. Die Ansicht überwog vorerst allgemein, daß zwischen Schwachsinn und Psychosen eine besondere Affinität bestünde. Einige Autoren nahmen an, daß „die dem Schwachsinn zugrunde liegende Hirnschädigung" eine besondere Psychoseanfälligkeit bedinge (WEINGANDT, NEUSTADT). Nach anderen Ansichten sollte die mit dem Intelligenzdefekt verbundene mißtrauische und ratlose Grundeinstellung nicht nur zu „episodischen Psychosen" (NEUSTADT) führen, sondern bereite auch den Boden für eigentliche schizophrene Psychosen vor. Nach einer verbreiteten Meinung bestünde für Schwachsinn und Psychosen eine gemeinsame Krankheitsursache (GEIST, 1906), die zuerst zum Intelligenzdefekt und erst später zur Psychose führe (LUTHER, NEUSTADT). KRÄPELIN scheint, wie NEUSTADT beschreibt, von dieser Vorstellung ausgegangen zu sein, später aber die Ansicht vertreten zu haben, daß sich die „Pfropfschizophrenie" auf dem Boden eines kindlichen Schwachsinns entwickle.

Der Anteil der Schwachsinnigen unter den Schizophrenen wurde bei verschiedenen Untersuchungen vorerst als sehr hoch beurteilt (MEDOW, 1925: 62%; SCHULZE, 1908: 30%). IRLE (1960) beschreibt in seiner zusammenfassenden Arbeit über die Problematik der sogenannten Pfropfschizophrenie wie zuerst der Schwachsinnspfeiler des Kombinationsbegriffs zu wanken begann, als Kritiker des Begriffs den „Schwachsinn" des öftern als Folge früherer z. T. frühkindlicher psychotischer Schübe betrachteten. Aber auch der zweite Pfeiler, die Schizophreniediagnose, wurde erschüttert, als NEUSTADT (1928) versuchte, von der Pfropfschizophrenie „episodische Psychosen" abzutrennen. Nachdem sich allmählich die Auffassung durchgesetzt hatte, daß der intellektuelle psychotische Defekt bei Schizophrenen vom Schwachsinn unterschieden werden mußte und ein Teil psychoseähnlicher Störungen bei Oligophrenen nicht ohne weiteres der Schizophrenie zugerechnet werden konnte, geriet der Begriff immer mehr in den Hintergrund und die Stimmen mehrten sich, welche das Zusammentreffen von Schizophrenie und Schwachsinn als zufällig betrachteten. Schon BRUGGER (1928) und MAYER-GROSS (1932) hatten diese Ansicht vertreten und KURT SCHNEIDER (1949) kam zum Schluß, daß der Schwachsinn lediglich eine pathoplastische Funktion habe. Deshalb schlug IRLE (1960) zu Recht vor, den mit zahlreichen pathogenetischen Spekulationen behafteten Begriff der Pfropfschizophrenie fallen zu lassen zugunsten der Bezeichnung „Schizophrenie und Schwachsinn". Er fand unter 1400 Kranken einer Landesheilanstalt bei 4,2% der schizophrenen Patienten eine Oligophrenie.

Mit der Begriffsklärung um die Pfropfschizophrenie in der deutschsprachigen Literatur war aber das Problem „Schizophrenie und Schwachsinn" bei weitem nicht gelöst. Insbesondere besteht keine Klarheit darüber, welche Unterschiede in bezug auf Morbidität und Krankheitsbild zwischen Normalintelligenten und Oligophrenen bestehen. Ein weiterer Blick vorwiegend auf die englischsprachige Literatur soll die bestehenden großen Meinungsunterschiede belegen.

TREDGOLD (1947) und POLLOCK (1944) denken, daß Oligophrene allgemein eher zu Geistesstörungen neigen als Normalintelligente. KALLMANN, BARRERA, HOCH und KELLY (1941) kommen nach einer Durchsicht der Literatur und Untersuchungen an

365 Zwillingspaaren zur Ansicht, daß keine Anhaltspunkte für eine biologische Verbindung zwischen Schwachsinn und Schizophrenie bestehen.

Die Angaben über die Häufigkeit schizophrener Psychosen bei Schwachsinnigen schwanken beträchtlich, auch wenn es sich um Spitalpopulationen handelt. GREENE (1933) fand 5⁰/₀ Schizophrene unter seinen Schwachsinnigen, HACKBUSCH (1935) 10⁰/₀, PENROSE (1938) 3,7⁰/₀, JAMES (1939) 11⁰/₀. Auch die Prozentzahlen von Schwachsinnigen in Populationen von Schizophrenen weisen eine breite Streuung auf. KRÄPELIN (1882) fand 7⁰/₀, SCHULZE (1908) 30⁰/₀, PLASKUDA (1910) 15⁰/₀, MEDOW (1925) 62⁰/₀, STROHMEYER (1928) 6—7⁰/₀, KATZENFUSS (1935) 11⁰/₀, IRLE (1960) 4,2⁰/₀. NEVILLE (1959) meint, daß diese Zahlen möglicherweise zu hoch seien, weil u. U. schizophrene Defektzustände zu Unrecht als Schwachsinn betrachtet worden seien.

Des öftern wird die Meinung vertreten, die Geistesstörungen bei Oligophrenen hätten einen milderen und vorübergehenderen Charakter als diejenigen Normalintelligenter (HENDERSON u. GILLESPIE (1950). Demgegenüber meint TREDGOLD (1947), psychische Störungen würden bei Schwachsinnigen besonders schwer und langdauernd verlaufen. Keine der vertretenen Meinungen wurde bis jetzt stichhaltig belegt. Ob bei den verschiedenen Intelligenzstufen der Oligophrenen Unterschiede in der Morbidität in bezug auf Geisteskrankheiten bestehen, ist ungewiß. HERSKOWITZ u. PLESSET (1941) meinen, daß manisch-depressive Psychosen und Schizophrenie nur bei einem IQ von über 50 vorkämen. Die Schwierigkeit, psychotische Syndrome bei einem IQ unter 50 zu diagnostizieren, wird allgemein hervorgehoben (PEARSON, 1938; HAYMANN, 1939; HERSKOWITZ et al., 1941). Verschiedene Autoren betonen die pathoplastische Wirkung des Intelligenzgrades auf die Psychosen. BRENDEL (1954) hat diesen Gesichtspunkt wohl am klarsten herausgearbeitet. Die Autorin schließt ihre eingehende Untersuchung von 22 Oligophrenen mit 4 Schizophrenien, 5 manisch-depressiven Psychosen und 13 „amorphen episodischen Psychosen" mit der Feststellung, daß schizophrene Defektpsychosen und manisch-depressive Psychosen nur bei Schwachsinnigen leichteren bis mittleren Grades vorkommen, während tieferstehende Oligophrene symptomatologisch „amorphe" Zustandsbilder zeigen mit vorwiegend elementaren motorischen Erregungen und Hemmungen und günstigem episodischem Verlauf — Psychosen also, die den von NEUSTADT (1928) beschriebenen „episodischen Psychosen" entsprechen würden, und die nach der Meinung der Autorin, entgegen der Ansicht von KURT SCHNEIDER, nicht den abnormen Erlebnisreaktionen zugerechnet werden könnten. NEVILLE (1959) berichtet über einen Fall von paranoider Schizophrenie bei einem imbezillen Mongoloiden, der in außerordentlich anregenden sozialen Verhältnissen aufwuchs und nach dem Urteil des Autors nur aus diesen Gründen eine paranoide Psychose zu entwickeln vermochte, während bei einer geringeren Persönlichkeitsreifung eher eine katatoniforme Erkrankung aufgetreten wäre. HAYMANN (1939) und WOLFENSBERGER (1960) betonen die geringe Fähigkeit zur Symbolbildung Oligophrener, weshalb die Psychosen allgemein weniger plastisch seien. GILLIVRAY (1954) fand, daß Psychosen bei einem IQ unter 30 den kindlichen Schizophrenien ähnlich seien, die er „larval psychosis of idiocy" nennt. PENROSE (1963) erwähnt katatoniforme Syndrome bei Mongoloiden und bei Patienten mit Phenylketonurie, deren psychiatrische Deutung ihm schwierig erscheint. Während EARL (1934) ähnliche Symptome als Anzeichen einer Schizophrenie auffaßte, würde PENROSE sie u. U. auch als unreife infantile Reaktionen einstufen.

Die Auffassungen über manisch-depressive Psychosen bei Schwachsinnigen sind eher einheitlicher als diejenigen über die Schizophrenie. Die meisten Autoren sind sich darüber einig, daß diese Erkrankungen bei Oligophrenen sehr selten seien und wenigstens in typischer Ausprägung nur bei leichter Schwachsinnigen vorkommen. Als ganz besonders selten werden endogene Depressionen betrachtet. KURT SCHNEIDER (1949) meint, daß das Vorliegen von Schwachsinn geradezu gegen Cyclothymie spreche. PENROSE (1963) findet, daß zumindest die Symptomatologie sich mit dem Intelligenzniveau verändere und bringt diese Änderung in Zusammenhang mit der klassischen Freudschen psychoanalytischen Theorie der manisch-depressiven Psychosen, nach der eine gewisse Ich- und Über-Ich-Stärke zur Ausbildung einer solchen klassischen Psychose notwendig sind — Voraussetzungen also, die dem schwer Oligophrenen abgehen würden. Bei Idioten seien manisch-depressive Psychosen unbekannt. Bei höheren Intelligenzstufen Schwachsinniger würden sie milder verlaufen als bei Normalintelligenten. BRENDEL (1954) kritisiert — allerdings ohne genügende statistische Unterlagen — die Hintansetzung des manisch-depressiven Irreseins bei Schwachsinnigen durch KURT SCHNEIDER (1949), meint aber auch, daß typische Krankheitsbilder selten seien.

In Anlehnung an CRAFT (1959) und ELLIS (1963) können die verschiedenen Schwierigkeiten, die sich bei der Durchsicht der Literatur zeigen, wie folgt zusammengefaßt werden:

Alle erwähnten Untersuchungen betreffen Gruppen von Kranken, die auf Grund verschiedener psychologischer, forensischer, sozialer und ökonomischer Faktoren ausgelesen wurden. Weiter wurden Krankheitsbegriffe wie Schwachsinn, Schwachsinnsgrade, Schizophrenie, manisch-depressive Psychose usw. von den verschiedenen Autoren unterschiedlich verwendet. Die mögliche Kombination von Psychose und Schwachsinn erschwerte zusätzlich die genauere diagnostische Erfassung. Aus all diesen Gründen ist ein direkter Vergleich der verschiedenen Arbeiten nicht möglich; sie vermögen deshalb keine exakten Einsichten, sondern lediglich ungefähre Anhaltspunkte zu vermitteln.

2. Die Ergebnisse unserer eigenen Untersuchungen [1]

a) Reaktive und psychopathische Verhaltens- und Charakterstörungen

α) Neurotische Störungen

Unter den *neurotischen Störungen* nehmen die *konversionshysterischen Manifestationen* einen besonderen Platz ein und fanden sich bei 18 (4%) Patienten,

---

1 Bei der Darstellung der sozialen Situation der nachuntersuchten Patienten verwenden wir die in Kapitel IX.9. (S. 68) besprochenen Termini „soziale Abhängigkeit" und „soziale Kontakte". Als „unabhängig" bezeichnen wir Patienten, die ihr Leben völlig selbständig bewältigen, als „teilweise abhängig" solche, die einer teilweisen Überwachung und (oder) Pflege in Familie, Pension oder (Alters-)Heim bedürfen und als „total abhängig" solche, die ständig intensiver Überwachung und (oder) Pflege in einer Familie, einem Heim oder einer psychiatrischen Klinik bedürfen. Bei den „sozialen Kontaktstörungen" unterscheiden wir „nicht oder leichte Gestörte", „mäßig Gestörte", wenn deutliche Kontaktstörungen und Konflikte das Zusammenleben mit der Umgebung eindeutig beeinträchtigen und „schwer Gestörte", wenn schwere Kontaktstörungen und Konflikte mit grob pathologischem Charakter bestehen.

4 Männern und 14 Frauen. 4 Patienten waren leicht debil, 11 schwer debil und 3 imbezill. Die konversions-hysterischen Symptome sind also in unserem Material bei Frauen 3mal häufiger als bei Männern anzutreffen. Unter den nachuntersuchten Patienten fanden sich nur 3 Frauen mit konversionshysterischen Symptomen:

Fall 1: Leicht debile Patientin, litt unter Insuffizienzgefühlen und versuchte offenbar im Alter von 40 Jahren, ihre Stellung durch hysterische Manifestationen (Hemiparese, Hemialgesie) aufzuwerten, was ihr nicht gelang, so daß sie in der Folge wegen depressiven Störungen hospitalisiert werden mußte. Einem sozialen Abstieg folgten 2 Hospitalisierungen in unserer Klinik, worauf sie in ein Heim für Oligophrene übergeführt wurde, wo sie bei der Nachuntersuchung im Alter von 77 Jahren noch immer leicht gemilderte hysterische Symptome in Form einer Hypoaesthesie aufwies und dabei Anzeichen einer chronisch-depressiven Verstimmung mit hypochondrischen Zügen zeigte.

Fall 2: Schwer Debile, welche mit 58 Jahren einige Wochen nach einem Schädeltrauma ein buntes Bild schwerster hysterischer Manifestationen zeigte, verlor diese Symptome nach einigen Monaten und wies bei einer Nachuntersuchung mit 74 Jahren keine nennenswerten psychischen Störungen auf.

Angstneurosen, Phobien, Zwangsneurosen und *Charakterneurosen* wurden bei unsern Oligophrenen nicht diagnostiziert.

Verschiedentlich wurden *leichtere hypochondrische Symptome* beobachtet, die jedoch wegen ihrer stark wechselnden Ausprägung und Dauer bei unserer Untersuchung nicht systematisch registriert wurden. Ausgeprägt *hypochondrische Reaktionen* konnten wir bei 10 Patienten (2%) feststellen; bei 5 Patienten gingen sie in der Folge in schwerer *hypochondrische Entwicklungen* über (1,5%).

Unter den nachuntersuchten Patienten waren 2, die bei ihrer Ersthospitalisation hypochondrische Reaktionen aufgewiesen hatten:

Beim ersten, einem 75jährigen Imbezillen, waren keine hypochondrischen Tendenzen mehr vorhanden. Ein 73jähriger leicht Debiler hingegen, der mit 33 Jahren mit einer stark hypochondrisch gefärbten paranoiden Reaktion hospitalisiert worden war, zeigte auch im höheren Alter noch hypochondrische und vor allem depressiv-dysphorische Züge.

Nur 2 Patienten mit hypochondrischen Entwicklungen konnten nachuntersucht werden:

Ein leicht Debiler, bei dem mit 53 Jahren nach einem Schädeltrauma eine hypochondrische Entwicklung begann, wies bei der Nachuntersuchung mit 70 Jahren noch deutliche hypochondrische Tendenzen auf (gleichzeitig leichte depressive Züge und ein psychoorganisches Syndrom mittleren Grades).

Beim zweiten Patienten, einem leicht Debilen, bei dem mit 30 Jahren im Militärdienst eine hypochondrische Entwicklung begann und der in der Folge wegen einer neurasthenischen Depression mit Begehrungstendenzen (Militärversicherung) begutachtet worden war, zeigten sich mit 83 Jahren noch deutliche hypochondrische Züge und eine querulatorische Haltung gegenüber der Versicherung; gleichzeitig war ein psychoorganisches Syndrom mittleren Grades und ein schwerster chronischer Alkoholismus vorhanden, der allerdings schon seit der Jugendzeit bestand.

Im ganzen entsprechen unsere Feststellungen den angeführten Angaben von Tredgold (1947): konversions-hysterische Manifestationen gehören zu den häufigsten deutlich feststellbaren neurotischen Erkrankungen Oligophrener. Sie kommen vor allem bei Frauen vor. Andere neurotische Symptome werden klinisch weniger oft beobachtet. Relativ häufig festzustellen sind hypochondrische Tendenzen.

Die *hysterischen Symptome* scheinen auch *bei Oligophrenen im Alter* schwächer zu werden und zu verschwinden, um eventuell depressiven und hypochondrischen

Störungen zu weichen, wie dies ERNST (1959) und CIOMPI (1966) für die Hysteriker im höheren Alter allgemein gefunden haben. Frühere Tendenzen zu hypochondrischen Reaktionen scheinen im Alter oft weiterzubestehen; dies gilt besonders, wenn zusätzliche psychische Störungen vorliegen wie z. B. Alkoholismus, post-traumatisches Psychosyndrom usw.

β) Die Verhaltens- und Charakterstörungen

Nach SAENGER (1960), CRAFT (1959) und BEIER (1964) bilden die Verhaltens- und Charakterstörungen die häufigsten Einweisungsgründe bei Oligophrenen. Um ein genaueres Bild über die quantitative Verteilung der verschiedenen Störungen zu erhalten, haben wir versucht, die in Tabelle 9 angegebenen Syndrome zu unterscheiden, die sich an die übliche Beschreibung der Psychopathen anlehnen [2].

Tabelle 9. *Verhaltens- und Charakterstörungen*

Verhaltens- und Charakterstörungen	Leicht Debile	Schwer Debile	Imbezille	Idioten	Total
erethisch, explosiv	42	50	36	14	142
haltlos	43	34	6	2	85
abulisch, torbid	3	6	14	2	25
hyperthym, expansiv	3	1	1	—	5
schizoid	8	3	—	—	11
querulatorisch, oppositionell	4	2	2	—	8
„amoralisch", gefühlsarm	3	3	1	—	7
selbstunsicher, asthenisch	6	—	—	1	7
hysterischer Charakter	1	2	—	—	3
andere	5	1	1	—	7

Nur schwere und dauernde Störungen, die einer deutlichen „psychopathischen Abweichung" entsprachen, sind registriert worden. Im ganzen wiesen 255 Fälle (54%) solche Verhaltens- und Charakterstörungen auf, die meistens auch für die Hospitalisierung ausschlaggebend waren. Die Häufigkeit war bei Frauen und Männern genau gleich groß: 143 der 268 Männer (53,4% M) und 112 der 208 Frauen (53,9% F) waren „Psychopathen" in unserem etwas erweiterten Sinn. Bei den Nachuntersuchten war diese Gruppe deutlich stärker vertreten als im Gesamtmaterial. 40 der 51 nachuntersuchten Männer (78% NM) und 26 der 36 nachuntersuchten Frauen (72% NF) wiesen „psychopathische" Störungen auf.

Bei 26 Patienten (10% P) wurden 2 oder mehr der bezeichneten Syndrome gleichzeitig festgestellt. Am weitaus häufigsten war eine abnorme *Irritierbarkeit* und *Explosivität* zu verzeichnen; sie kam bei 142 Fällen (30%) vor und macht somit 56% aller Verhaltens- und Charakterstörungen aus. Auch hier waren Frauen und Männer zu praktisch gleichen Teilen vertreten.

---

2 Da die Unterscheidung von Charakterneurotikern und Psychopathen bei den Oligophrenen noch problematischer ist als ohnehin, haben wir in unsere Sammelgruppe alle nicht eindeutig als neurotisch imponierenden Verhaltens- und Charakterstörungen aufgenommen.

Ausgesprochene Haltlosigkeit wurde bei 85 Patienten (18%, 33% P) verzeichnet. Die Männer waren etwas häufiger vertreten: 20% M, 15% F. Bei 18 Fällen (4%, 7% P) kam „Haltlosigkeit" zusammen mit erhöhter Irritierbarkeit vor.

Abulisches und torpides Verhalten war bei 25 Fällen (5%) festzustellen (4,1% M, 7,2% F).

Hyperthymes, expansives Verhalten kam bei 5 Patienten (1%; 1 M, 4 F) vor.

Selbstunsicherheit, Asthenie kam bei 7 Fällen vor (1,5%; 4 M, 3 F).

Die Diagnose *hysterischer Charakter* wurde bei 3 Frauen (0,6%) festgestellt (eine leicht und zwei schwer Debile).

Chronisch querulatorisches und *oppositionelles Verhalten* kam bei 8 Patienten (2%; 6 M, 2 F), *schizoide Psychopathie* bei 11 Patienten (2%; 8 M, 3 F) vor.

Als amoralische Psychopathen wurden 7 Patienten bezeichnet (1,5%; 6 M, 1 F).

Andere schwere Verhaltens- und Charakterstörungen wurden bei 7 Fällen beobachtet.

Bei der *katamnestischen Nachuntersuchung* waren im allgemeinen die Charakter- und Verhaltensstörungen gebessert. Tabelle 30 gibt eine Übersicht über die Entwicklung der sozialen Anpassung der verschiedenen nachuntersuchten Gruppen. Dabei zeigt sich, daß die, bei der 1. Hospitalisierung als dysphorisch, irritabel oder oppositionell bezeichneten „Psychopathen" im Alter sozial deutlich schlechter angepaßt sind als die als abulisch, asthenisch, schizoid oder haltlos diagnostizierten.

γ) Akute psychogene Reaktionen

Akute psychogene Reaktionen waren bei unseren Patienten außerordentlich häufig. Die 142 (30%) irritierbaren und explosiven „Psychopathen" wurden mehrheitlich wegen reaktiven Erregungszuständen eingewiesen.

Primitiv-Reaktionen waren häufig, wobei, wie gesagt, die Erregungszustände dominierten. Wegen des vielfältigen Charakters und der großen Variationen in Ausprägung und Dauer wurden sie nicht ausgezählt.

Andere *akut-psychogene Reaktionen* wurden bei 86 (18%) Patienten beobachtet. Darunter befanden sich 46 Patienten mit *„paranoiden Reaktionen"* (10%; 17% M, 19% F). Diese Gruppe werden wir zusammen mit den Schizophrenen abhandeln.

Depressive Reaktionen kamen in 32 Fällen vor (7%). Davon hatten die Hälfte, 16 (3%), einen Suicidversuch unternommen. (Nähere Angaben s. Abschnitt Depression.)

Schwere hypochondrische Reaktionen wurden in 10 Fällen (2%) festgestellt (s. ebenfalls Abschnitt Neurosen).

Schwere demonstrative hysterische Reaktionen kamen in 6 Fällen (1%) vor.

b) Depressionen

Unter unsern 476 Fällen fanden wir 41 Fälle mit depressiver Symptomatik (8,6%). Diese Prozentzahl entspricht den 9,8%, die Ciompi u. Lai für das Gesamtmaterial des Untersuchungsprogrammes unserer Klinik gefunden haben. Mit Ausnahme eines Imbezillen wurden nur Debile mit depressiven Zuständen hospitalisiert. Der Prozentsatz der Depressiven unter der Gruppe der Debilen beträgt 10,8%. Es handelt sich um 27 leicht Debile (14 M, 13 F) und um 13 schwer Debile (4 M, 9 F).

1. Endogene Depressionen im engeren Sinn sind nach den übereinstimmenden Angaben verschiedener Autoren äußerst selten bei Oligophrenen: in unserem Material fanden wir nur 2 Fälle (0,4%).

Fall 1: Keine hereditäre Belastung bekannt. Leicht Debile, die nach einer Erkrankung an Scharlach mit 25 Jahren einen depressiven Schub von mehreren Monaten durchmacht. Mit 48 Jahren erkrankt sie an Rheumatismus, der nach einem Jahr von depressiven Verstimmungen abgelöst wird, die mit Angst, Gefühl des Verlorenseins, diffusen Versündigungsideen und allgemeiner Hemmung verbunden sind. Die Verschlimmerung des Zustandes führt nach 2 Jahren zur Hospitalisation. Die Pat. wird nach 5 Wochen von der Familie zurückgenommen. Stirbt mit 55 Jahren an einer Apoplexie.

Fall 2: Keine hereditäre Belastung bekannt. Schwer Debile, Leptosome, die während Jahrzehnten als Hausfrau und Mutter zweier Kinder in der Landwirtschaft arbeitet. Mit 50 Jahren wegen Depression und Suicidideen kurzfristig im Ausland hospitalisiert. Anschließend Subdepressivität mit hypochondrischen Neigungen und Eheschwierigkeiten. Hysterektomie mit 53 Jahren. Generalisierter Pruritus mit 56 Jahren, verbunden mit neuer depressiver Symptomatik. Mit 60 Jahren leidet sie an Schlafstörungen, Nervosität, ist zunehmend verlangsamt, müde, asthenisch, lärmempfindlich, vernachlässigt den Haushalt, spricht von Suicid, leidet an unzähligen hypochondrischen Beschwerden. Wird nach einer Hospitalisation von 15 Monaten ungebessert von der Familie zurückgenommen. Anschließend Suicidversuch. Stirbt mit 61 Jahren an einem Carcinom.

2. Reaktive Depressionen. Sie bilden die weitaus häufigste Depressionsform bei Oligophrenen. In unserem Material fanden sich 31 Fälle (6,5%), d. h. 76% aller depressiven Schwachsinnigen.

3. Andere Depressionsformen. Neurotische Depressionen 2; schizophrene Depressionen 1; klimakterische Depressionen 3; Involutionsdepressionen 2.

4. Suicidversuche wurden von 16 Patienten (3,4%) unternommen, d. h. von 39% aller depressiven Oligophrenen. Alle waren debil. In 15 Fällen handelte es sich um reaktive Depressionen und in einem Fall um eine endogene Depression (5 Männer und 2 Frauen waren leicht debil; 2 Männer und 6 Frauen schwer debil). Diese Zahl der Suicidversuche ist außerordentlich hoch. Wie wir jedoch weiter unten ausführen werden (Kapitel VIII), hat sich später nur einer der 16 Patienten, der vor der 1. Hospitalisierung einen Suicidversuch unternommen hatte, wirklich umgebracht, während 14,6% der bei der Nachuntersuchung verstorbenen, depressiven, normalintelligenten Patienten von CIOMPI u. LAI (1969) sich das Leben genommen hatten. Die außerordentlich häufigen Suicidversuche unserer Oligophrenen scheinen somit vor allem einen demonstrativen Charakter gehabt zu haben.

5. Die Frage, ob sich in unserem Material ein **Prädilektionsalter** für die Hospitalisierung bei depressiven Oligophrenen abzeichnet, beantwortet Tabelle 10.

Die Hospitalisierungen sind selten vor dem 25. Altersjahr. Von 25—55 Jahren sind die Unterschiede, sowohl in den 5-Jahres- als auch in den 10-Jahres-Gruppen klein. Eine geringe aber dennoch deutliche Häufung erfahren die Erstaufnahmen von Frauen zwischen dem 50.—55. Lebensjahr: die Aufnahmezahl für 5 Jahre, die zwischen dem 25.—65. Altersjahr für Frauen im Durchschnitt 2,4 Pat. beträgt, steigt infolge der „klimakterischen Depression" auf 6,0 Pat. an. Auch für die festgestellten Suicidversuche scheint kein eigentliches Prädilektionsalter zu bestehen.

6. Unter den neun **nachuntersuchten** Fällen befanden sich 6 reaktive Depressionen (davon 3 Männer mit Suicidversuchen), eine neurotische, sowie eine klimakterische und eine Involutionsdepression. In allen Fällen von reaktiven Depressionen fanden sich andere schwere Störungen, wie Psychopathie, Delinquenz, paranoide

Tabelle 10. *Alter bei der 1. Hospitalisierung Depressiver*

Alter bei der 1. Hospitalisierung (Jahre)	Depressive Reaktionen			Depressionen (Total)		
	M	F	Total	M	F	Total
—14	—	—	—	—	—	—
15—19	—	—	—	—	—	—
20—24	—	1	1	—	2	2
25—29	3	—	3	3	—	3
30—34	1	4	5	1	4	5
35—39	2	2	4	3	2	5
40—44	3	2	5	3	3	6
45—49	2	1	3	3	2	5
50—54	2	2	4	2	6	8
55—59	2	2	4	2	2	4
60—64	2	—	2	2	1	3
Total	17	14	31	19	22	41

Reaktionen, Hypochondrie usw. Die Patienten neigten zu Rezidiven oder chronisch-schleichenden Entwicklungen, die meist nicht zu einer neuen Hospitalisation führten und im Alter ausnahmslos, wie auch die übrigen Fälle von Depressionen, milder und gedämpfter verliefen, wobei eine leichte Tendenz zur Somatisation bestand, ähnlich wie dies CIOMPI u. LAI (1969) auch für den Verlauf der Depressionen bei Normal-intelligenten festgestellt haben.

c) Manisch-depressive Erkrankungen

1. Endogene Depressionen (s. vorhergehendes Kapitel „Depressionen").

2. Manien. Manische Erkrankungen ohne depressive Phasen kamen in 6 Fällen vor (1,3%; 4 M, 2 F), 3 leicht Debile, 2 schwer Debile, 1 Imbeziller. Die Abgrenzung gegenüber hypomanischen und zyklischen Psychopathen ist bei schwer Oligophrenen oft schwierig.

Nachuntersucht wurden 2 Fälle:

Fall 1: Familiäre Belastung mit Melancholie. Leicht debiler Bauer, der mit 48 Jahren wegen eines akuten Verwirrtheitszustandes (Delirium tremens?) und mit 53 Jahren wegen eines katatonen Schubes und dann mit 53, 57 und 2mal mit 68 Jahren wegen manischer Episoden hospitalisiert werden muß. Stabilisiert sich schließlich im Altersheim und macht mit 76 Jahren einen nivellierten, apathischen und resignierten, aber nicht eigentlich depressiven Eindruck. Die unadäquate, kalte Umgebung, der jeder stimulierende Einfluß fehlt, scheint einen ungünstigen Einfluß zu haben.

Fall 2: Vater Alkoholiker. Oligophrenie in der väterlichen Linie. Leicht debile Patientin, die sich mit 18 Jahren mit einem chronischen Alkoholiker verheiratet (7 Kinder in 8 Jahren). Wird mit 20 Jahren erstmals wegen eines manischen Schubes hospitalisiert. Darauf folgen bis zum 61. Altersjahr 10 Hospitalisationen von 2—8 Monaten wegen manischer Schübe mit Ausnahme einer einzigen Hospitalisierung mit 53 Jahren wegen einer Depression, die jedoch vorwiegend reaktiv bedingt erscheint. Mit 65 Jahren in eine anerkannt gute Familienpflege verbracht, paßt sie sich gut ein, bewahrt aber ein leicht hypomanisches Temperament. Mit 76 Jahren erscheint sie bei der Nachuntersuchung glücklich und zufrieden und zeigt, mit Ausnahme eines leichten organischen Psychosyndroms keine pathologischen Symptome.

3. Cyclische Formen. Bei einem schwer und einem leicht debilen Mann fanden sich wenig typische cyclische Formen, bei denen die manischen Schübe gegenüber den depressiven im Vordergrund standen.

d) Schizophrenie bei Oligophrenie

65 oligophrene Patienten (14%) waren schizophren, 30 Männer (11,2% M) und 35 Frauen (16,9% F).

Tabelle 11 zeigt die Verteilung der schizophrenen Untergruppen nach Intelligenzgrad und Geschlecht.

1. Häufigkeit der Schizophrenien in bezug auf den Intelligenzgrad der Oligophrenen. Der Prozentsatz der „klassischen schizophrenen Psychosen" nimmt mit abnehmendem Intelligenzgrad ebenfalls ab: 20% der *leicht Debilen* und nur 14% der *schwer Debilen* waren schizophren. Der Unterschied zwischen diesen beiden Gruppen ist jedoch nur für die Frauen signifikant (p < 0,01). Unter den *Imbezillen* befand sich nur ein einziger Schizophrener. Da die Diagnose einer Schizophrenie mit abnehmendem Intelligenzgrad immer schwieriger wird, weil die klinischen Bilder unschärfer werden und immer weniger den klassischen Formen gleichen, ist es nicht ganz ausgeschlossen, daß Schizophrenien oder schizophrenieartige „Pfropfpsychosen" bei einzelnen schwer Oligophrenen nicht als solche diagnostiziert wurden, sondern als oligophrene Verhaltensstörungen betrachtet wurden. Zudem ist es möglich, daß leichtere Fälle von Schizophrenien Oligophrener nicht in der psychiatrischen Klinik hospitalisiert worden sind, sondern direkt in eines der Heime für Oligophrene eingewiesen wurden, so daß diese Formen in unserem Material untervertreten wären. Trotz dieser möglichen Einwände stimmt unsere eingangs gemachte Feststellung über die geringere Häufigkeit schizophrener Psychosen bei den schwer Oligophrenen mit den Befunden anderer Autoren überein (HERSKOVITZ u. PLESSET, 1941).

2. Häufigkeit der verschiedenen Formen der Schizophrenie bei Oligophrenie [3]. Die Häufigkeit der schizophrenen Untergruppen nimmt in folgender Reihenfolge ab: Paranoide Schizophrenie (43% S) Katatonie (29% S), Hebephrenie (20% S), Schizophrenia simplex (5% S), schizophrene Depressionen (3% S). (Die Prozente geben nur Tendenzen wieder. Paranoide Formen sind signifikant häufiger als hebephrene (p < 0,05) aber nicht signifikant häufiger als katatone.)

3. Häufigkeit und Geschlecht. a) Die Schizophrenie ist bei den leicht debilen Frauen signifikant häufiger als bei den leicht debilen Männern (p < 0,001), und zwar kommt dieses Verhältnis durch die besondere Häufigkeit der *paranoiden Schizophrenie* bei den leicht debilen Frauen zustande. Ein entsprechender Unterschied zwischen den Geschlechtern besteht bei den schwer Debilen nicht.

b) Die Tendenz zur Erkrankung an *paranoider Schizophrenie* oder an *Hebephrenie* ist bei den *Frauen stärker ausgeprägt* als bei den Männern (p in beiden Fällen < 0,1). Ein entsprechender Unterschied besteht für die Katatonie nicht.

4. Alter bei der Erstaufnahme. Tabelle 12 und 13 geben einen Überblick über das Alter bei der Ersthospitalisierung von schizophrenen Oligophrenen. Es beträgt für die Hebephrenen im Mittel 28;9 (± 8;7) Jahre, für die Katatonen 32;6 (± 10;3)

---

3 Die Einteilung in die 5 „Unterformen" der Schizophrenie erfolgte nach der bei der 1. Aufnahme besonders hervorstechenden Symptomatik in Anamnese und Zustandsbild, wobei wir die Bleulersche Klassifikation benutzten.

Tabelle 11. *Intelligenzgrad und Schizophrenie*

Intelligenzgrad	Paranoide Schizophrenie			Katatonie			Hebephrenie			Schizophrenia simplex			Schizophrene Depression			Total		
	M	F	Total	M	F	Total	M	F	Total	M	F	Total	M	F	Total	M	F	Total
Leichte Debilität (121 M., 86 F., Total 207)*	6	15	21	4	5	9	3	5	8	—	2	2	1	—	1	14	27	41
Schwere Debilität (85 M., 77 F., Total 162)	4	2	6	8	2	10	1	4	5	1	—	1	1	—	1	15	8	23
Imbezillität (41 M., 35 F., Total 76)	1	—	1	—	—	—	—	—	—	—	—	—	—	—	—	1	—	1
Total	11	17	28	12	7	19	4	9	13	1	2	3	2	—	2	30	35	65

* In Klammer: Anteil der jeweiligen Intelligenzstufe am Ausgangsmaterial (Total 476).

Tabelle 12. *Alter bei der 1. Hospitalisierung von schizophrenen Oligophrenen*

Alter bei der 1. Aufnahme (Jahre)	Paranoide Schizophrenie			Katatonie			Hebephrenie			Schizophrenia simplex			Depressive Schizophrenie			Total			„Paranoide Reaktionen"		
	M	F	Total	M	F	Total	M	F	Total	M	F	Total	M	F	Total	M	F	Total	M	F	Total
—14	—	—	—	—	—	—	—	—	—	—	—	—	—	—	—	—	—	—	—	—	—
15—19	—	—	—	—	—	—	—	2	2	—	—	—	—	—	—	—	2	2	1	—	1
20—24	1	—	1	2	1	3	1	2	3	—	—	—	—	—	—	4	3	7	2	1	3
25—29	1	—	1	5	3	8	—	2	2	1	1	2	—	—	—	7	6	13	1	2	3
30—34	2	1	3	—	1	1	—	2	2	—	—	—	—	—	—	2	4	6	4	4	8
35—39	—	3	3	3	1	4	2	1	3	—	—	—	1	—	1	6	5	11	4	2	6
40—44	1	2	3	—	—	—	—	—	—	—	1	1	—	—	—	1	3	4	4	6	10
45—49	2	7	9	1	1	2	1	—	1	—	—	—	1	—	1	5	8	13	2	3	5
50—54	2	2	4	—	—	—	—	—	—	—	—	—	—	—	—	2	2	4	1	4	5
55—59	2	—	2	—	—	—	—	—	—	—	—	—	—	—	—	2	—	2	1	3	4
60—64	—	2	2	1	—	1	—	—	—	—	—	—	—	—	—	1	2	3	1	—	1
Total			28			19			13			3			2			65			46

Tabelle 13. *Durchschnittsalter der schizophrenen Untergruppen bei der 1. Hospitalisierung*

		Mittelwert (in Jahren)	Streuung	n
Paranoide	M	42;6	11;8	11
Schizophrenie	F	46;2	7;9	17
	Total	45;0	10;0	28
Katatonie	M	33;3	11;2	12
	F	31;3	7;7	7
	Total	32;6	10;3	19
Hebephrenie	M	35;8	8;9	4
	F	26;1	6;8	9
	Total	28;9	8;7	13
Schizophrenie	M	37;4	11;7	30
(Total)	F	37;3	11;7	35
	Total	37;3	11;7	65
„paranoide	M	37;10	11;1	21
Reaktionen"	F	42;0	9;9	25
	Total	40;2	10;7	46

Jahre und für die paranoid Schizophrenen 45;0 ($\pm$ 10;0) Jahre („paranoide Reaktionen": 40;2 ($\pm$ 10;7) Jahre). Signifikante Unterschiede zwischen den Geschlechtern in bezug auf das Alter bei der Erstaufnahme existieren keine. Die Erstaufnahmen der *Hebephrenen* konzentrieren sich demzufolge vor allem in der Zeitspanne zwischen dem 20.—36. Lebensjahr, diejenigen der *Katatonen* auf das 22.—42. Lebensjahr und diejenigen der *Paranoiden* auf das 35.—55. Lebensjahr, während *„paranoide Reaktionen"* zwischen dem 30. und 50. Lebensjahr am häufigsten zu einer Ersteinweisung führten.

5. Zu den „paranoiden Reaktionen" und zur paranoiden Schizophrenie. Neigungen zu besonders mißtrauischen Reaktionen, zu diffusen Beeinträchtigungs- und Verfolgungsideen sind uns beim Durcharbeiten der Krankengeschichten relativ häufig begegnet. Bei diesen meist kurzdauernden Reaktionen, die hie und da auch mit Halluzinationen verbunden waren, erwies es sich als sehr schwierig, eine schärfere Abgrenzung gegenüber der Paranoia und der Schizophrenie vorzunehmen (sicher von der „Pfropfschizophrenie" abgrenzbare Fälle von „Pfropfparanoia" haben wir in unserem Material nicht gefunden). Alle derartigen unklaren Fälle, die nicht sicher der Schizophrenie (im Bleulerschen Sinn) zugeordnet werden konnten, wurden deshalb der Sammelgruppe *„paranoide Reaktionen"* zugeteilt; es handelte sich um 46 Patienten (10%; 17% M, 19% F).

Es schien uns, daß sowohl *„paranoide Reaktionen"* wie auch eigentliche *paranoide Schizophrenien* bei den folgenden Krankengruppen häufiger vorkamen als im Gesamtmaterial:

1. Patienten mit *nicht französischer Muttersprache.*
2. Patienten, die aus *Nachbarkantonen* zugezogen waren.
3. Patienten mit ausgeprägten *Hörstörungen.*

Tabelle 14

1a	*Französische Muttersprache* (leicht Debile)	190
	„Paranoide Reaktionen"	24
	Paranoide Schizophrenien	17
1b	*Nicht französische Muttersprache* (leicht Debile)	17
	„Paranoide Reaktionen"	4
	Paranoide Schizophrenien	4
2a	*Heimatort im Kanton Waadt* (leicht Debile)	153
	„Paranoide Reaktionen"	16
	Paranoide Schizophrenien	14
2b	*Heimatort außerhalb des Kantons Waadt* (leicht Debile)	54
	„Paranoide Reaktionen"	12
	Paranoide Schizophrenien	7

		leicht Debile	schwer Debile
3a	*Nicht schwerhörig*	195	148
	„Paranoide Reaktionen"	24	11
	Paranoide Schizophrenien	19	9
3b	*Schwerhörig*	12	14
	„Paranoide Reaktionen"	4	4
	Paranoide Schizophrenien	2	2

Tabelle 14 zeigt die Häufigkeit der „paranoiden Reaktionen" und der paranoiden Schizophrenie in den erwähnten Krankengruppen. Da wir keine Gruppe der „neu in den Kanton Zugezogenen" abgegrenzt hatten, untersuchten wir die *außerhalb des Kantons Waadt Heimatberechtigten,* von denen die überwiegende Mehrzahl im Verlaufe ihres Lebens, meist wenige Monate vor der Hospitalisation, in den Kanton Waadt übergesiedelt waren; 47 der 54 Patienten waren französischer, 6 deutscher und einer italienischer Muttersprache, d. h. die Mehrzahl der Patienten war von den französischsprachigen Nachbarkantonen Genf, Neuenburg, Freiburg und Wallis zugezogen.

Die statistische Überprüfung [4] gibt folgende Resultate:

1. Leicht Debile mit *nicht französischer Muttersprache* zeigten keine signifikant erhöhte Tendenz zur Erkrankung an *paranoider Schizophrenie* ($p < 0{,}1$) und keine eindeutige Tendenz zu häufigeren „paranoiden Reaktionen".

2. Leicht Debile, die *nicht im Kanton Waadt heimatberechtigt* waren, wiesen signifikant häufiger *„paranoide Reaktionen"* auf als die Waadtländer ($p < 0{,}05$).

Die paranoide Schizophrenie war jedoch nicht signifikant häufiger in dieser Gruppe.

---

4 Die statistische Überprüfung wurde für die Gruppe „nicht französische Muttersprache" und „außerhalb des Kantons Waadt heimatberechtigt" nur bei den leicht Debilen durchgeführt und für die Gruppe der „Schwerhörigen" nur bei den leicht und schwer Debilen; die geringen Zahlen bei den anderen Intelligenzgruppen erlaubten keine nähere Untersuchung.

3. a) Die *leicht debilen Schwerhörigen* wiesen signifikant häufiger „paranoide Reaktionen" auf als die Nichtschwerhörigen; die paranoide Schizophrenie war nicht signifikant häufiger.

b) Die *schwer debilen Schwerhörigen* erkrankten signifikant häufiger an „*paranoiden Reaktionen*" (p < 0,05) aber nicht signifikant häufiger an *paranoider Schizophrenie* (p < 0,1).

Diese Beobachtungen weisen auf die Bedeutung psychogener Faktoren hin, die bei „paranoiden Reaktionen" Debiler offenbar eine besonders wichtige Rolle spielen. Unsere Befunde entsprechen z. T. Beobachtungen, die auch bei normalintelligenten Schwerhörigen (M. BLEULER, 1966) und bei Kriegsgefangenen (ALLERS) gemacht worden sind.

6. Nachuntersuchte schizophrene Oligophrene. Unter den nachuntersuchten Oligophrenen befanden sich 17 *Schizophrene,* 10 Paranoide, 4 Katatone und 3 Hebephrene. Die Mehrzahl, 10 Patienten, waren zwischen 70 und 74 Jahre alt. Nur ein Schizophrener war verheiratet, 13 waren ledig, 2 verwitwet, einer geschieden. 4 Patienten hatten Kinder.

$^2/_3$ der Patienten, 12 von 17, waren in dem der Klinik angeschlossenen, psychiatrisch betreuten Altersheim für psychisch chronisch Kranke und 2 in andern psychiatrischen Kliniken untergebracht. 12 waren in „gutem", 5 in „mäßigem" physischem Gesundheitszustand. Mit Ausnahme einer Katatonen wiesen sämtliche schizophrene Oligophrene ungünstige Entwicklungen auf, wobei zwischen den 3 Untergruppen keine nennenswerten Unterschiede festgestellt werden konnten. Fast alle Patienten zeigten bei der Nachuntersuchung ausgeprägte schizophrene Defekte mit affektiver Verflachung, schlechtem Kontakt und allgemeiner Verlangsamung. Mindestens $^1/_3$ wies immer noch Halluzinationen auf und bei mindestens der Hälfte persistierten Wahnideen. Im allgemeinen konnte aber auch bei den schizophrenen Schwachsinnigen im Alter eine gewisse Dämpfung und Beruhigung festgestellt werden; Agitationen waren selten.

Die ungünstige Entwicklung der untersuchten schizophrenen Patienten kann unseres Erachtens kaum allein der Krankheit als solcher zugeschrieben werden, sondern muß als Produkt der Interaktion zwischen langer Hospitalisation und Krankheit angesehen werden.

e) Psychische Störungen in Zusammenhang mit Körperkrankheiten

1. Akute exogene Reaktionen: 4 Fälle (0,8%).

Ein Fall wurde nachuntersucht: Die bei der katamnestischen Untersuchung 79 Jahre alte schwer debile Patientin wurde mit 33 Jahren während 10 Tagen wegen einer akut exogenen Reaktion hospitalisiert; die Erkrankung war nach einer hoch fieberhaften Grippe aufgetreten und psychogene Elemente schienen das Krankheitsbild wesentlich beeinflußt zu haben. Bei der Nachuntersuchung lebte die verwitwete Patientin allein und bei bester Gesundheit in einem kleinen Häuschen auf dem Lande; sie war in der Zwischenzeit nie mehr psychisch krank gewesen.

2. Alterspsychosen.
Arteriosklerotische oder senile Demenz: 8 Fälle (1,7%); Alzheimersche Krankheit: 1 Fall. Alle Patienten waren zur Zeit der Nachuntersuchung verstorben.

3. Syphilitische Psychosen.
Progressive Paralyse: 1 Fall (3 Fälle von Lues latens).

4. Psychische Störungen bei andern Hirnkrankheiten. Hirntumore: 1 Fall (Meningeom); Multiple Sklerose: 1 Fall; Parkinson'sche Krankheit: 1 Fall; Schädel-Hirntrauma: 5 Fälle (1,5%). Ein Fall von Schädel-Hirntrauma wurde nachuntersucht und als posttraumatische hypochondrische Entwicklung beschrieben (s. S. 35).

5. Epilepsien. 13 Fälle (2,7%). In allen Fällen handelte es sich um Grand-Mal-Epilepsien. (Bei den erwähnten Epileptikern handelte es sich um primär Oligophrene. Epileptiker mit einer sekundär aufgetretenen Demenz haben wir nicht in unser Material aufgenommen). 2 Fälle wurden nachuntersucht:

Fall 1: Leicht debiler, epileptischer Schizophrener, der 81jährig in einer Bauernfamilie auf dem Lande lebte und trotz eines ausgebauten Wahnsystems und einem deutlichen psycho-organischen Syndrom recht gut angepaßt schien und auch sonst bei guter Gesundheit war.

Fall 2: Schwer debiler Epileptiker, der während mehreren Jahrzehnten in einer Anstalt für Epileptische hospitalisiert worden war und sich mit 69 Jahren gut angepaßt, anfallsfrei und ohne gröbere psychoorganische Symptome in derselben Anstalt befand.

6. Endokrine Krankheiten. Kretinismus: 8 Fälle (1,7%). Kropfträger: 27 Fälle (5,7%).

f) Alkoholismus und andere Toxicomanien

95 der 476 Oligophrenen (20%), 79 M (30% M) und 16 F (8% F) waren Alkoholiker [5].

3 imbezille Männer waren die einzigen schwer Oligophrenen unter den Alkoholikern, die übrigen Patienten waren Debile, wobei 24% der leicht Debilen und 20% der schwer Debilen an Alkoholismus litten.

Familiäre Belastung mit Alkoholismus. In mindestens 38% der Fälle war ein Elternteil oder ein Geschwister Alkoholiker. (Die Belastung mit Alkoholismus war also sehr groß, aber nur wenig größer als für die übrigen Oligophrenen; der entsprechende Prozentsatz beträgt für die Gesamtgruppe mindestens 33%.)

51 der 95 Alkoholiker (54% A) zeigten schwerere Verhaltens- und Charakterstörungen *psychopathischer Art.* 17 (18% A) wiesen grobe *Störungen der Sexualität,* vor allem Perversionen auf, und 45 (47% A) waren wegen verschiedener *Delikte* verurteilt worden.

Nachuntersuchte Alkoholiker. 24 der nachuntersuchten Patienten waren Alkoholiker (22 M, 2 F). Was die soziale Anpassung anbelangt, weicht die Gruppe sowohl vor der ersten Hospitalisation wie auch bei der Nachuntersuchung kaum vom Durchschnitt der Debilen ab.

Vor der ersten Hospitalisierung waren ²/₃ der Alkoholiker (16/24) unabhängig und wiesen mäßige bis schwere Kontaktstörungen auf und ¹/₃ (7/24) war teilweise abhängig mit mäßigen bis schweren Kontaktstörungen. Bei der Nachuntersuchung waren außer 2 schwer kontaktgestörten Patienten alle nicht, oder nur leicht bis mäßig kontaktgestört; 6 waren unabhängig, 10 teilweise abhängig und 8 völlig abhängig (s. auch Kapitel IX.10.).

Völlig abstinent waren außer 6 Patienten, die sich in geschlossenen Institutionen befanden, nur 2. Die übrigen tranken alle noch gelegentlich Alkohol, aber nach den Auskünften der Umgebung in gemäßigter Form. Nur noch 4 Patienten litten unter

---

5 Bei der Definition haben wir uns an M. BLEULER gehalten: „Wen der Trunk körperlich, psychisch oder in seiner sozialen Stellung deutlich geschädigt hat, wird als Alkoholiker bezeichnet" (M. BLEULER 1966, S. 261). Unsere Patienten litten fast ausnahmslos an *schweren* Formen von Alkoholismus.

schwerem Alkoholismus mit regelmäßigen schweren Räuschen. Bei 3 Fällen stand die Verschlimmerung wahrscheinlich in Zusammenhang mit einem zunehmenden psychoorganischen Syndrom. Bei einem der nachuntersuchten Patienten war der Alkoholismus mit einer schweren Dicodidsucht kombiniert, die zu mehreren Hospitalisierungen geführt hatte, aber dann im Alter verschwunden war. Auch der Alkoholismus hatte sich gebessert, war aber nicht völlig ausgeheilt. Es ist dies der *einzige Fall von Toxikomanie* unter den 476 Patienten.

g) Zur Ätiologie des Schwachsinns unserer Patienten[6]

Wie erwähnt, erlauben die vorhandenen Angaben (besonders diejenigen der Krankengeschichten vor 1925, die über 50% des Materials ausmachen) weder eine systematische Beschreibung der physischen Anomalien noch eine genauere ätiologische Klassifizierung. Nachfolgend seien lediglich einige gröbere Daten mitgeteilt, die als Minimalbefunde betrachtet werden müssen.

1. Der **„gewöhnliche, multifaktoriell vererbte Schwachsinn"** umfaßte zweifellos die überwiegende Mehrzahl unserer Patienten.

2. **Seltenere vererbte Sonderformen** (Phenylketonurie, Gargoylismus, amaurotische Idiotie etc.) wurden in unseren Krankengeschichten nicht erwähnt; die Zahl der bekannten Sonderformen war selbstverständlich in den ersten Jahrzehnten des Jahrhunderts wesentlich kleiner als heute.

3. Schwachsinnsformen mit **Anomalien des Chromosomensatzes** (Mongolismus, Klinefelter-Syndrom) wurden in unserem Material nicht diagnostiziert. Das völlige Fehlen mongoloider Patienten ist zweifellos zufällig; immerhin werden Mongoloide nur ausnahmsweise und nur bei schwersten Verhaltensstörungen, die offenbar relativ selten sind, in der Klinik hospitalisiert, während sie sonst in den erwähnten Heimen untergebracht werden oder in ihren Familien verbleiben.

4. **Erworbene Schwachsinnsformen** waren ebenfalls eher selten: 8 Kretine (1,7%) wurden registriert (27 Patienten (5,7%) waren Kropfträger). Schwere prä- oder perinatale Hirnschädigungen mit Paresen kamen in 7 Fällen (1,5%) vor. Angaben über Menigitiden in der frühen Kindheit mit eventuellem Zusammenhang mit der Oligophrenie fanden sich bei 11 Fällen (2,3%). Schwere Schädeltraumen in der frühen Kindheit kamen nur in einem Fall vor. Taubstumm waren 17 Patienten (3,6%).

5. Schwachsinn bei **Schädelmißbildungen:** Mikrozephalie wurde in 6 Fällen (1,3%) registriert.

6. Schwachsinn mit **zusätzlichem epileptischem Verblödungsprozeß** kam in 3 Fällen vor (0,6%).

7. **Weitere Schwachsinnsformen** wie z. B. Folgen von Kernikterus oder erworbenen Schädigungen der elterlichen Keimzellen wurden nicht beschrieben.

---

6 Klassifizierung nach M. Bleuler (1966).

VI. Kriminalität

Über die Kriminalität des Krankenguts besitzen wir folgende Unterlagen:
1. Unsere Krankengeschichten.
2. Gutachten, die in unserer Klinik erstellt worden sind.
3. Auszüge aus dem Zentralstrafregister für die nachuntersuchten Patienten. (Da die Angaben des Zentralstrafregisters nur bis zum Jahrgang 1887 archiviert worden sind, fehlen die Strafregisterauszüge für die Jahrgänge 1873—1886.)

Die verfügbaren Angaben über die Kriminalität der Patientengruppe sind somit unvollständig; es handelt sich um *Minimalzahlen*, welche besonders bei den kleineren Vergehen wesentlich unter der effektiven Zahl der begangenen Delikte liegen. Alle *klinischen psychiatrischen Begutachtungen* für die untersuchten Jahrgänge (1873 bis 1897) sind hingegen in unserem Spital als der einzigen psychiatrischen Klinik des Kantons Waadt durchgeführt worden. Es ist anzunehmen, daß für die überwiegende Mehrzahl der oligophrenen Delinquenten klinische psychiatrische Gutachten erstellt worden sind, wenn es sich um *schwerere Delikte*, vor allem um *Kapitalverbrechen*, handelte. *Unsere Unterlagen dürfen deshalb als weitgehend repräsentativ für die schweren Verbrechen der waadtländischen Oligophrenen mit Jahrgang 1873—1897 angesehen werden.*

Tabelle 15 gibt einen Überblick über die Verteilung der verschiedenen Delikte in bezug auf Geschlecht und Intelligenzgruppe. Von den 476 Patienten wurden 113 (24%) wegen Delinquenz verurteilt, und zwar 87 Männer (32% M), die sich gegenüber 26 Frauen (12,5% F) deutlich in der Überzahl befanden; diese Feststellung gilt für alle Formen der Kriminalität. Bei 43 Fällen (35 M, 8 F; 38% Del.) handelte es sich um Rezidivisten (28 Vermögensdelinquenten, 12 Sittlichkeitsverbrecher, 3 andere). Bei unseren leicht und schwer Debilen war der Prozentsatz der Kriminellen gleich hoch (28% der leicht oder schwer Debilen), bei den Imbezillen nur halb so groß (13% der Imbezillen); nur eine von 35 imbezillen Frauen findet sich unter den Delinquenten.

Unter den 31 Idioten befand sich kein einziger Delinquent. Die überwiegende Mehrzahl der Delikte wurden somit von den Debilen begangen.

Am häufigsten waren Vermögensdelikte (50; 44% Del.), obwohl gerade in dieser Kategorie unsere Angaben wohl am lückenhaftesten sind; dann folgten die Sittlichkeitsverbrecher (29 Fälle; 26% Del.), die Delinquenten gegen Leib und Leben (22 Fälle; 19% Del.), die Brandstifter (18 Fälle; 16% Del.) und andere Delinquenten (13 Fälle; 11% Del.).

19 Fälle (18 M, 1 F; 17% Del.) figurierten in mehr als einer Unterkategorie; am häufigsten waren die Vermögensdelikte mit anderen kombiniert.

Unter den Delinquenten gegen Leib und Leben (2 Imbezille, 2 schwer Debile und 3 leicht debile Männer) befanden sich 7 Fälle von Körperverletzung, 7 Tötungsversuche und 8 Fälle von Totschlag oder Mord.

Tabelle 15. *Delikte unserer Oligophrenen*

Delikte	Leicht Debile			Schwer Debile			Imbezille			Idioten			Total		
	121* M	86 F	207 Total	85 M	77 F	162 Total	41 M	35 F	76 Total	21 M	10 F	31 Total	268 M	208 F	476 Total
Delinquenz (Total)	43 36% l.d.M.	14 16% l.d.F.	57 28% l.d.	35 41% s.d.M.	11 14% s.d.F.	46 28% s.d.	9 22% imb.M.	1 3% imb.F.	10 13% imb.	—	—	—	87 32% M	26 12,5% F	113 24%
Leib u. Leben (Total) (Mord od. Totschlag)	9 (2)	— —	9 (2)	8 (3)	3 (3)	11 (6)	2 —	— —	2 —	— —	— —	— —	19 (5)	3 (3)	22 (8)
Vermögen	19	9	28	13	3	16	5	1	6	—	—	—	37	13	50
Sittlichkeit	14	1	15	10	2	12	2	—	2	—	—	—	26	3	29
Brandstiftung	6	2	8	6	2	8	2	—	2	—	—	—	14	4	18
andere	5	2	7	4	1	5	1	—	1	—	—	—	10	3	13

* Anteil der jeweiligen Geschlechts- und Intelligenzgruppe am Ausgangsmaterial

Die Art der letzteren Delikte soll an einigen Beispielen kurz dargestellt werden:

Fall 1: 19jähriger schwer Debiler, „amoralischer Psychopath", schießt auf seinen betrunkenen Vater mit 2 Revolverkugeln, nachdem der Vater ihm wegen einer Nichtigkeit Vorwürfe gemacht und ihn mit einem Messer bedroht hatte. Danach holt er eine Hacke, „um den Vater endgültig fertig zu machen" und eine eventuelle Rache seinerseits zu verhindern. Das Instrument wird ihm von einem herbeigeeilten Nachbarn entrissen, worauf der Patient in eine andere Etage des Hauses eilt, um dort seine kleinen Geschwister zu umarmen, „weil er das Gefühl hat, sie zum letzten Mal zu sehen". Zum Vater zurückgekehrt, schießt er ein drittes Mal auf ihn, um ganz sicher zu sein, daß er nicht wieder lebendig wird. Die schreiend herbeigeeilte Mutter erregt den Patienten weiter, und da sie auf sein Geheiß nicht aufhört zu schluchzen und zu wehklagen, schießt er mit 4 Schüssen aus einem zweiten Revolver auf sie und verletzt sie ebenfalls tödlich. Darauf stellt er sich der Polizei.

Fall 2: 24jähriger, leicht Debiler, späterer Brandstifter, erschlägt unter Alkoholeinfluß mit einem Spaten einen Greis, um ihn seines Geldbeutels mit 15 Franken Inhalt zu berauben (als unzurechnungsfähig beurteilt).

Fall 3: 27jähriger, schwer Debiler, chronischer Alkoholiker, besucht eines Tages in nüchternem Zustand seine Tante, die er auf dem Estrich vor einem offenen Schrank kniend vorfindet. Plötzlich wird er vom Gedanken überwältigt, sie umzubringen und zu bestehlen. Er erwürgt sie und vollendet seine Tat mit einigen Absatzschlägen. Darauf betrinkt er sich mit 7 Franken, die er erbeutet hat. (Wird als vermindert zurechnungsfähig beurteilt.) Der Patient wird 1 Jahr nach dem Delikt wegen einer akuten Katatonie hospitalisiert.

Fall 4: 45jähriger, schwer debiler, irritabler Psychopath, der bei einer Arbeit im Stall die Milch in einen falschen Kübel leert und eigensinnig weiterfährt, obwohl der Meister versucht, ihm das Gefäß aus der Hand zu nehmen. Darauf gibt ein ebenfalls anwesender jüngerer Knecht dem Patienten einen Schlag auf den Rücken, worauf dieser sich umdreht, eine Hacke ergreift, dem Knecht den Schädel einschlägt und an den Meister gewendet kommentiert: „Vous voyez comme ça fait". (Wird als vermindert zurechnungsfähig beurteilt.)

Fall 5: 32jährige, mit einem chronischen Alkoholiker verheiratete, schwer Debile mit 2 Kindern von 1½ Jahren und 6 Monaten. Lebt in miserablen sozialen Verhältnissen infolge des Alkoholismus des Ehemannes. Eines Abends hat sie kein Geld, um Milch und Brot zu kaufen und kann ihren Kindern nichts zu essen geben. In ihrer Verzweiflung stürzt sie sich mit beiden Kindern in einen größeren Fluß; sie vermag sich selber zu retten, die Kinder aber wurden von den Fluten fortgerissen. (Wird als unzurechnungsfähig beurteilt.)

Unter den 29 *Sittlichkeitsdelinquenten* befanden sich nur 3 Frauen; bei der Mehrzahl der Fälle handelte es sich um leicht und schwer Debile, nur 2 Imbezille waren beteiligt. Das Hauptsittlichkeitsdelikt war die Paedophilie (17 Fälle), dann folgten 7 schwerere Fälle von öffentlichem Ärgernis, 3 Exhibitionisten, 1 Fetischist und 1 Sodomist.

Der letztere Fall soll wegen seiner monströsen Perversion kurz geschildert werden:
Der schwer debile, perverse Psychopath, der schon mit 15 Jahren in die Arbeitserziehungsanstalt eingewiesen wurde, machte früh von sich reden wegen seinem perversen sadistischen und masochistischen Verhalten und seiner Tendenz zur Sodomie. Unter anderem masturbierte er sich rektal mit großen Instrumenten und fügte sich selber verschiedene Verletzungen am Abdomen und an den Waden zu. Tieren gegenüber war er außerordentlich brutal und begnügte sich nicht mit Schlägen, sondern verletzte vor allem Kühe und Stuten mit einem Messer. Daneben zeigte er allgemein ein antisoziales Verhalten und wurde wegen zahlreicher Diebstähle verurteilt, in Arbeitserziehungsanstalten und in psychiatrische Kliniken eingewiesen. Mit 50 Jahren wurde er erneut begutachtet, nachdem er mit einem Messer, das er in die Vagina einer Stute eingeführt und bis zur Ejakulation manipuliert hatte, den Uterus und eine Beckenarterie des Tieres zerschnitten hatte.

18 *Brandstifter* (14 M, 4 F), 8 leicht, 8 schwer Debile und nur 2 Imbezille wurden verzeichnet. Die schwer Oligophrenen sind also keineswegs häufiger vertreten, wie

man vermuten könnte, sondern kommen bei den von uns untersuchten Jahrgängen unter den Brandstiftern relativ selten vor.

Das Alter beim Begehen der Delikte. Vergehen gegen Leib und Leben wurden vor allem zwischen 20—40 Jahren begangen. Nur 2 der 22 Fälle liegen jenseits des 50. Lebensjahrs. Die Brandstiftungen erfolgten am häufigsten zwischen dem 15. und 30.—35. Lebensjahr. Keine der 18 Brandstiftungen wurde nach dem 54. Lebensjahr begangen. Die Sittlichkeitsdelikte streuen breit zwischen dem 15. und dem 64. Lebensjahr und erreichen eine leichte Häufung zwischen dem 30. und dem 45. Jahr.

Nachuntersuchte Delinquenten. 28 Delinquenten (24 M, 4 F) wurden nachuntersucht (17 leicht Debile, 6 schwer Debile und 5 Imbezille). Insgesamt entfielen 90 Verurteilungen auf diese Gruppe, d. h. ca. 3 pro Delinquent; 10 Patienten wiesen jedoch nur eine einzige Verurteilung auf, während 4 Rezidivisten 51 Urteile, vor allem wegen Vermögensdelikten, auf sich vereinten.

12 Patienten hatten Vermögensdelikte begangen, 8 Sittlichkeitsdelikte, 3 Vergehen gegen Leib und Leben, 3 Brandstiftungen und 4 andere Delikte (2 figurieren in mehr als einer Kategorie).

Die geschilderten Delikte fallen zum größten Teil in die Zeit vor der ersten Hospitalisation. 8 Patienten rezidivierten in der Folge und 2 kamen erstmals nach der ersten Hospitalisation mit dem Gesetz in Konflikt. Bei den Delikten, die der Hospitalisation folgten, handelte es sich meist um kleinere Vergehen, die vor dem 45. Altersjahr begangen wurden. Ausnahmen bilden lediglich 3 Patienten, die im Alter von 60, 64 und 66 Jahren erstmals wegen Paedophilie verurteilt wurden. Dem Alter entsprechend könnte man bei diesen Fällen an den Beginn eines psychoorganischen Syndroms mit enthemmender Wirkung denken. Die Nachuntersuchung der Patienten mit 70, 75 und 76 Jahren ergab aber keine oder nur angedeutete Symptome einer psychoorganischen Störung.

Insgesamt war also die Altersdelinquenz bei den nachuntersuchten Patienten relativ geringfügig und jedenfalls viel weniger bedeutend als die zahlreichen schweren Delikte, die in jüngeren Jahren begangen wurden.

Dieses relativ günstige Bild wird bestätigt durch die Untersuchung der *sozialen Abhängigkeit* und der *sozialen Kontakte im Alter*. Vor der ersten Hospitalisation waren 15 der 28 Delinquenten unabhängig und 13 teilweise abhängig [1]. Bei der Nachuntersuchung hingegen waren ungefähr je $1/3$ der Patienten (8, 11, 8) unabhängig, respektive teilweise abhängig oder total abhängig und gleichzeitig nicht oder leicht bis mäßig kontaktgestört. (Lediglich ein 11mal verurteilter, debiler, irritabler und querulatorischer Psychopath wies auch im geschlossenen Altersheim schwere Kontaktstörungen auf.) Dieses Ergebnis entspricht auch unserem *subjektiven Gesamteindruck*. Im allgemeinen distanzierten sich die Patienten von ihren früheren Delikten, wobei wir jedoch nur selten den Eindruck einer echten Persönlichkeitsreifung erhielten. Meist wurden sämtliche Erinnerungen an die üble Vergangenheit verdrängt und im Gespräch oberflächliche Rechtfertigungsversuche vorgebracht. Bei den allermeisten Patienten wußte offensichtlich kaum jemand der aktuellen Umgebung Bescheid über die früheren Delikte; nicht selten berichteten die Patienten, daß auch ihre Ehefrauen in keiner Weise orientiert seien. Im ganzen waren wir erstaunt über die außerordentliche Schrumpfung der Bedeutung auch allerschwerster Delikte, wenn sie einige Jahr-

---

1 S. auch Kapitel IX.9. und 10.

Tabelle 16. *Lebensalter beim Begehen der Delikte*

Alter beim Begehen der Delikte (Jahre)	Leicht Debile		Schwer Debile		Imbezille		Total		
	M	F	M	F	M	F	M	F	M + F
—14	(1)						(1)		(1)
15—19	1* (1) 1		1* (1) 1	(2)	(1)		2* (3) 2	(2)	2* (5) 2
20—24	2* (3) 2		1* (2)	1	1*		4* (5) 2	1	4* (5) 3
25—29	1*	(1)	2* (1)		(1) 1		3* (2) 1	(1)	3* (3) 1
30—34	1* 1	(1)	(1) 4	2*			1* (1) 5	2*	3* (2) 5
35—39	1* 1		2* 4	1*	1*		4* 5	1* (1)	5* 5
40—44	1* 5						1* 5		1* 5
45—49	1* (1) 1		1*	1			2* (1) 1	1	2* (1) 2
50—54	1	1	(1)			1	(1) 2	1	(1) 3
55—59			1*				1*		1*
60—64	2			1				3	3
65—69									
70—	1*						1*		1*
Total	9* (6) 14	— (2) 1	8* (6) 10	3* (2) 2	2* (2) 2	— — —	19* (14) 26	3* (4) 3	22* (18) 29

* Vergehen gegen Leib und Leben; ( ) Brandstiftung; ohne Bezeichnung: Sittlichkeitsdelikt

zehnte zurücklagen. Man erhielt geradezu den Eindruck, daß es sich um Dinge handelte, die eigentlich einen entfernten, weit weg wohnenden Verwandten beträfen und nicht die Patienten selber. Nur in Ausnahmefällen hatten wir das Gefühl, im Gespräch plötzlich einen wunden, nicht erledigten Punkt, aufgegriffen zu haben, der zwar im Alltag abgekapselt wurde, aber unter dem die Patienten immer noch heimlich litten.

VII. Zur Mortalität der Oligophrenen

Untersuchungsmethode

Bei der Untersuchung der Mortalität depressiver Patienten hat CIOMPI folgende von SJÖGREN u. LARSSON (1949) und ebenfalls von STENSTEDT (1963) verwendete Methode angewandt (CIOMPI u. LAI, 1969).

Auf Grund des Alters der Überlebenden und den bekannten Todesdaten der Verstorbenen wird die gesamte Lebensdauer (in Jahren) der untersuchten Gruppe zwischen der ersten Hospitalisierung und der Nachuntersuchung berechnet und dann mit der Lebenserwartung der entsprechenden Altersklassen der Durchschnittsbevölkerung verglichen.

Die Berechnung von SJÖGREN u. LARSSON wurde, auf unser Problem bezogen, wie folgt ausgeführt:

Bezeichnungen

n_e = Zahl der Patienten, die im Alter e erstmals hospitalisiert worden sind.

n_d = Zahl der Patienten, die im Alter d verstorben sind.

n_a = Zahl der zum Zeitpunkt der Nachuntersuchung (Stichtag = 1. 1. 1963) noch lebenden Patienten mit dem Alter a.

mx = Mittlere Lebenserwartung der Durchschnittsbevölkerung für Individuen mit dem Alter x.

R = Gesamtzahl der zwischen der ersten Hospitalisierung und der Nachuntersuchung (1. 1. 1963) gelebten Jahre der untersuchten Patientengruppe.

P = Gesamtzahl der zwischen der ersten Hospitalisierung und der Nachuntersuchung (1. 1. 1963) „gelebten Jahre", die man errechnet, wenn bei den untersuchten Fällen für die Zeitspanne zwischen der Erstaufnahme und der Nachuntersuchung die Lebenserwartung der Durchschnittsbevölkerung eingesetzt wird.

$R = \Sigma n_d \cdot d + \Sigma n_a \cdot a - \Sigma n_e \cdot e$.

$P = \Sigma n_e \cdot m_e - \Sigma n_a \cdot m_a$.

Das Verhältnis zwischen R und P kann als Maß verwendet werden für das Verhältnis der mittleren Lebenserwartung unserer Patienten zur mittleren Lebenserwartung gleichaltriger Individuen der Durchschnittsbevölkerung innerhalb der beobachteten Lebensspanne.

Da die Lebenserwartung der Schweizer Bevölkerung nur für Personen bekannt ist, die nach 1880 geboren worden sind (Statistisches Jahrbuch der Schweiz 1964), mußten die Werte für die Jahrgänge 1873—1879 extrapoliert werden. Von 34 der 476 Patienten konnte entweder nicht festgestellt werden, ob sie noch lebten, oder das genaue Todesdatum konnte nicht eruiert werden; sie wurden von der Untersuchung ausgeschlossen. Unsere Berechnung stützt sich somit auf *442 Fälle, 253 Männer und 189 Frauen*. Als Stichdatum für das Ende der beobachteten Zeitspanne zwischen erster Hospitalisierung und Nachuntersuchung wurde ein Zeitpunkt vor Beginn der katamnestischen Untersuchungen festgesetzt (1. 1. 1963), um trotz der Todesfälle, die sich während den Nachuntersuchungen ereigneten, ein einheitliches Resultat für die Gesamtgruppe zu erhalten.

Resultate

Die mittlere Lebensdauer unserer verstorbenen Patienten wird mit abnehmender Intelligenz kürzer und beträgt:

59;6 ($\pm$ 13;10) Jahre bei den leicht debilen Männern,
60;0 ($\pm$ 13;4) Jahre bei den leicht debilen Frauen,
59;6 ($\pm$ 15;2) Jahre bei den schwer debilen Männern,
56;0 ($\pm$ 16;2) Jahre bei den schwer debilen Frauen,
58;0 ($\pm$ 15;7) Jahre bei den imbezillen Männern,
52;8 ($\pm$ 17;7) Jahre bei den imbezillen Frauen,
37;6 ($\pm$ 16;6) Jahre bei den idiotischen Männern,
36;9 ($\pm$ 16;8) Jahre bei den idiotischen Frauen.

Die Lebensdauer ist bei den Frauen etwas kürzer als bei den Männern. Die Unterschiede zur *Durchschnittsbevölkerung* werden mit abnehmender Intelligenz größer und betragen:

1,5% bei den leicht debilen Männern,
5,7% bei den leicht debilen Frauen,
4% bei den schwer debilen Männern,
16% bei den schwer debilen Frauen,
7% bei den imbezillen Männern,
20% bei den imbezillen Frauen,
69% bei den idiotischen Männern,
83% bei den idiotischen Frauen.

Die erwähnten Prozentzahlen geben Tendenzen wieder. Statistisch gesichert sind lediglich die Resultate für die *Idioten* ($P < 0{,}0001$), sowie für die *imbezillen Frauen* ($P < 0{,}01$) und die *schwer debilen Frauen* ($P < 0{,}01$): *Diese Gruppen haben eine gegenüber der Durchschnittsbevölkerung signifikant verringerte Lebenserwartung.*

Für *2 Untergruppen der debilen Patienten* haben wir die Lebenserwartung speziell berechnet. Die Oligophrenen mit Schizophrenie, *unter Ausschluß der Katatonen*, unterscheiden sich insgesamt in ihrer Lebenserwartung nicht signifikant von der Durchschnittsbevölkerung. Die *Katatonen* jedoch hatten eine um 29% verkürzte Lebenserwartung ($p < 0{,}01$).

Da unsere Resultate sich lediglich auf die Beobachtung einer bestimmten Lebensspanne (1. Hospitalisierung bis Nachuntersuchung) stützen, geben sie nur einen *Teilaspekt der Mortalität* der Oligophrenen wieder. (Die Mortalität im Säuglings-, Kindes- und frühen Jugendalter z. B. liegt außerhalb des beobachteten Bereiches.) Insgesamt bestätigen unsere Resultate die von andern Autoren gemachten Beobachtungen, daß die Lebenserwartung der Oligophrenen hinter derjenigen der Durchschnittsbevölkerung zurückbleibt, und daß dieser Unterschied bei den schwer Oligophrenen ausgeprägter ist als bei den Debilen.

5 Entwicklung Oligophrener

VIII. Die Todesursachen

Nur für 62 der insgesamt 365 Verstorbenen (17% Verst.) erhielten wir keine Angaben über die Todesursachen. In 133 Fällen (72 M, 61 F; 36% Verst.) stützt sich die Diagnose auf eine Autopsie [1].

1. Todesursache und Intelligenzgruppe

Tabelle 17 zeigt die Rangfolge der 7 häufigsten Todesursachen bei den verschiedenen Intelligenzgruppen. Die Unterschiede zwischen den leicht und schwer Debilen sind minimal. Hingegen bestehen Unterschiede zwischen Debilen einerseits und der

Tabelle 17. *Todesursachen*

	Total		leicht Debile		schwer Debile		Imbezille		Idioten	
	%	Rangplatz	%	Rangplatz	%	Rangplatz	%	Rangplatz	%	Rangplatz
1. Lungentuberkulose	7,6	4	4,9	6	5,1	5	13,7	2	20,0	1
2. Carcinome	9,0	3	9,2	3	10,2	3	6,8	4,5	6,6	4
3. Apoplexien	5,7	5	4,9	6	6,6	4	6,8	4,5	3,3	5,5
4. Herzkrankheiten	16,1	1	19,1	1	13,9	1	15,5	1	13,3	3
5. Pneumonien	13,9	2	13,4	2	13,2	2	8,6	3	16,6	2
6. Suicide	2,1	7	4,9	6	0,7	7	—	7	—	7
7. Unfälle	3,8	6	5,6	4	2,2	6	1,7	6	3,3	5,5

Gruppe der Imbezillen und Idioten andererseits, ganz besonders in bezug auf die *Lungentuberkulose,* die bei den schwer Oligophrenen eindeutig häufiger ist; sie steht bei den Idioten im ersten und bei den Imbezillen im zweiten Rang, während sie bei den schwer Debilen erst im fünften und bei den leicht Debilen im sechsten Rang zu finden ist.

Die *Herzkrankheiten* stehen bei allen Gruppen an erster Stelle mit Ausnahme der Idioten, wo sie wohl infolge der kürzeren Lebenserwartung im dritten Rang nach Tbc und Pneumonien zu finden sind.

Die *Pneumonien* nehmen bei den Imbezillen den dritten Rang ein und in allen andern Gruppen den zweiten.

---

1 Auf eine eingehende, systematische Auswertung der Autopsieprotokolle, die besonders während der ersten Jahrzehnte des Jahrhunderts von sehr unterschiedlicher Ausführlichkeit waren, haben wir verzichtet.

Tabelle 18. *Todesursachen*
(Spearmans Rangreihen-Korrelationskoeffizient)

	Total	leicht Debile	schwer Debile	Imbezille	Idioten
Total	—	0,82	0,97	0,87	0,74
leicht Debile		—	0,82	*0,53*	*0,40*
schwer Debile			—	0,76	*0,58*
Imbezille				—	0,87
Idioten					—

Tabelle 18 zeigt die Rangreihen-Korrelationskoeffizienten.

Die niedrigsten Korrelationen, d. h. die größten Unterschiede in der Rangfolge, bestehen, wie zu erwarten, zwischen Idioten und leicht Debilen (0,40), Imbezillen und leicht Debilen (0,53) und Idioten und schwer Debilen (0,58).

2. Vergleich mit der Durchschnittsbevölkerung

Ein Vergleich mit den entsprechenden Jahrgängen der Durchschnittsbevölkerung ist aus verschiedenen Gründen außerordentlich schwierig. Die Häufigkeit der Todesursachen im Verlaufe der letzten Jahrzehnte haben sich sowohl für die Durchschnittsbevölkerung wie auch für unsere Patientengruppe laufend verändert, aber nicht unbedingt für beide Gruppen in derselben Weise.

In der Gesamtbevölkerung sind vor allem nach 1945 größere Änderungen bei den Todesursachen eingetreten (Antibiotica, Tuberkulostatica usw.). Aus diesen Gründen haben wir uns auf den groben Vergleich der Rangfolge der wichtigsten Todesursachen der schweizerischen Bevölkerung vor und nach 1945 mit der entsprechenden Rangfolge unserer Patienten beschränkt (Tabelle 19).

Tabelle 19. *Todesursachen vor und nach 1945*

Todesursachen	vor 1945 Verstorbene			nach 1945 Verstorbene		
	Oligophrene 180 Fälle		Schweiz. Bevölkerung	Oligophrene 185 Fälle		Schweiz. Bevölkerung
	%	Rang	Rang	%	Rang	Rang
Senilität	2,2	8	8	3,8	6	9
Lungentuberkulose	15,6	1	4	0,0	9	6
Carcinom	8,4	4	2	9,7	3	2
Apoplexie	3,9	5	7	7,6	4	7
Herzkrankheiten	10,6	3	1	21,1	1	1
Arteriosklerose	0,6	9	3	2,7	7	3
Pneumonien	14,0	2	5	14,6	2	5
Selbstmord	3,3	6	9	1,1	8	8
Unfall	2,8	7	6	4,9	5	4

Vor *1945* steht bei unseren Patienten die Lungentuberkulose an erster Stelle, gefolgt von Pneumonie, Herzkrankheit, Carcinom, Apoplexie, Suiciden, Unfällen, „Senilität" und Arteriosklerose. In der Durchschnittsbevölkerung steht die Lungen-Tbc nur im vierten Rang hinter Herzkrankheiten, Carcinomen und Arteriosklerose; die Pneumonie kommt erst an fünfter Stelle. Lungentuberkulose und Pneumonien waren also bei den Oligophrenen deutlich häufigere Todesursachen als bei der Durchschnittsbevölkerung.

(Die niedrigere Häufigkeit der Arteriosklerose als Todesursache kann kaum als Hinweis auf einen echten Unterschied zur Durchschnittsbevölkerung betrachtet werden. Da die Differenz auch für die nach 1945 Verstorbenen bestehen bleibt, kann sie nicht durch die verminderte Lebenserwartung der schwer Oligophrenen erklärt werden. Vielleicht wurden bei der großen Zahl der im Spital verstorbenen und den obduzierten Patienten häufiger präzisere Todesursachen festgestellt, die den bei der Allgemeinbevölkerung öfters gebrauchten Begriff der Arteriosklerose ersetzt haben mögen.)

Nach *1945* gleicht sich die Rangfolge der Todesursachen der Oligophrenen stärker derjenigen der Durchschnittsbevölkerung an (Rangfolge — Korrelationskoeffizient = 0,54 an Stelle von 0,36 vor 1945). Die Angleichung kommt vor allem durch die Tatsache zustande, daß nach 1945 kein einziger Oligophrener an Lungen-Tbc verstorben ist.

3. Besondere Todesursachen

a) Die Lungentuberkulose

Wie oben erwähnt, war vor 1945 die Lungentuberkulose die häufigste Todesursache der Idioten und die zweithäufigste der Imbezillen; auch bei den Debilen spielte sie eine wesentliche Rolle. Insgesamt sind 28 Patienten (18 F, 11 M) an Lungentuberkulose verstorben. Die Diagnose wurde in 22 Fällen durch Autopsie bestätigt. Es handelte sich um 7 leicht Debile, 7 schwer Debile, 8 Imbezille und 6 Idioten. 18 der 28 Patienten sind vor 1930 gestorben. Die mittlere Lebensdauer aller an Lungentuberkulose verstorbenen Patienten betrug nur 38;6 ($\pm$15;11) Jahre. 24 Patienten (darunter auch 10 der 14 Debilen) starben während ihres Klinikaufenthaltes und nur 4 Debile verschieden nach der Entlassung — einer von ihnen in einer psychiatrischen Klinik eines Nachbarkantons und ein zweiter in einer weiteren Institution. 26 der 28 Patienten sind somit innerhalb von Institutionen verstorben. Die Zeitspanne zwischen der (letzten) Aufnahme und dem Hinschied betrug für die in unserem Spital an Lungentuberkulose Verstorbenen im Mittel 8;0 ($\pm$6;9) Jahre, und der Medianwert liegt bei 7;1 Jahren.

Somit können wir feststellen, daß die überwiegende Mehrzahl der an Tuberkulose verstorbenen Patienten sich aus jahrelang hospitalisierten Patienten unserer Klinik rekrutiert, die eine erheblich verminderte mittlere Lebensdauer hatten und unter denen die schwer Oligophrenen verhältnismäßig stark vertreten waren.

b) Selbstmord

8 Patienten (1,7%; 7 M, 1 F) haben Selbstmord verübt. Außer einem schwer Debilen handelte es sich ausschließlich um leicht Debile. Nur 1 Patient war vorher wegen einer Depression (Involutionsdepression) hospitalisiert gewesen; er war auch

der einzige, der unseres Wissens vorher schon einen Suicidversuch unternommen hatte; sein Selbstmord erfolgte 5 Jahre nach der Entlassung.

Von den 41 Oligophrenen, die wegen depressiver Syndrome hospitalisiert worden waren, lebten beim Abschluß der Untersuchung nur noch 9 und von den 16, die Suicidversuche begangen hatten, nur noch 3; aber außer dem erwähnten Fall hatte sich niemand aus dieser Gruppe suicidiert.

Alle Schwachsinnigen verübten ihren Selbstmord nach der Entlassung, im Durchschnitt 11;11 (±10;6) Jahre nach dem Austritt (einer nach 2, einer nach 5 Monaten, einer nach 5 Jahren und 5 Patienten nach mehr als 10 Jahren). 6 der 8 Patienten haben sich erhängt, einer ertränkt, und die einzige Frau, eine 42jährige Hysterica, hat sich verbrannt.

Sämtliche 8 Patienten haben sich zwischen 40 und 72 Jahren umgebracht (5 zwischen 40 und 51); das mittlere Todesalter betrug 53;5 (±11;2) Jahre.

c) Unfälle

Im Vergleich zur Durchschnittsbevölkerung ergab sich kein wesentlicher Unterschied in der Rangfolge der Todesursachen.

IX. Nachuntersuchung

Nachdem in den vorhergehenden Abschnitten die Entwicklung der akzessorischen Erkrankungen im Zusammenhang mit der Beschreibung des Ausgangsmaterials dargestellt worden ist, sollen im folgenden die übrigen Resultate der katamnestischen Untersuchungen diskutiert werden.

1. Dauer der Katamnesen

Die Tabellen 20 und 21 zeigen die Dauer der Katamnesen für die 4 Intelligenzgruppen. Die überwiegende Mehrzahl der Patienten wurde nach mehr als 20 Jahren nachuntersucht, im Mittel nach *34;9 (± 13;0) Jahren.*

Tabelle 20. *Dauer der Katamnesen*

Dauer der Katamnesen (Jahre)	leicht Debile	schwer Debile	Imbezille	Idioten	Total
0— 5	—	—	1	—	1
6—10	—	—	1	—	1
11—15	3	3	—	1	7
16—20	3	2	—	—	5
21—25	5	3	2	—	10
26—30	6	1	1	—	8
31—35	9	2	2	—	13
36—40	4	4	1	—	9
41—45	6	3	2	—	11
46—50	4	2	2	—	8
51—55	4	1	1	—	6
56—60	2	2	1	—	5
60	1	1	—	—	2

Tabelle 21. *Mittelwerte für die „Dauer der Katamnesen" und das „Alter bei der Nachuntersuchung"*

	Mittelwert (in Jahren)	Streuung	n
Frauen	32;7	13;6	36
Männer	36;4	13;10	51
Total	34;9	13;10	87
Frauen	74;5	4;7	36
Männer	74;4	4;1	51
Total	74;4	4;4	87

2. Das Alter bei der katamnestischen Untersuchung

(s. Tabelle 21 und 22)

77⁰/₀ der Patienten waren bei der Nachuntersuchung 70 bis 80 Jahre alt. Das *mittlere Alter betrug 74;4 (± 4;4) Jahre* (wobei zwischen Männern und Frauen praktisch kein Unterschied bestand).

Tabelle 22. *Alter bei der Nachuntersuchung*

Alter bei der Nachuntersuchung (Jahre)	Leicht Debile	Schwer Debile	Imbezille	Idioten	Total
65—69	2	4	3	—	9
70—74	23	11	7	1	42
75—79	16	5	4	—	25
80—84	4	4	—	—	8
85—89	3	—	—	—	3
90—94	—	—	—	—	—
95—	—	—	—	—	—

3. Soziales Milieu

Der überwiegende Teil der Patienten stammt aus einem ländlichen Milieu und lebte auch bei der Nachuntersuchung in ländlichen Gegenden. *10⁰/₀* der Nachuntersuchten *lebten zusammen mit ihren Ehegatten;* es handelt sich vorwiegend um leicht debile Männer. *6⁰/₀ befanden sich bei Familienangehörigen. 16⁰/₀* lebten völlig *allein* (7 M, 7 F, vorwiegend leicht Debile). *9⁰/₀* lebten in *fremden Familien* und *7⁰/₀* in kleineren *Pensionen* (mit weniger als 15 Pensionären, z. T. Familienpflege). *36⁰/₀,* darunter 10 schwer Debile, 10 Imbezille und 1 Idiot waren in einem unserer Klinik angeschlossenen *psychiatrisch betreuten Altersheim* für ehemalige psychiatrische Patienten untergebracht. *10⁰/₀* befanden sich in *anderen Altersheimen* oder *Institutionen für Oligophrene* und *6⁰/₀ in psychiatrischen Kliniken.*

Zusammenfassend können wir sagen, daß ein Drittel der Patienten allein, zusammen mit Ehegatten oder eigenen Familienangehörigen lebte; nicht ganz ein Drittel befand sich bei fremden Familien, in Pensionen (Familienpflege) oder Altersheimen, und etwas mehr als ein Drittel — vor allem die schwer Oligophrenen — war in speziellen Institutionen für psychisch chronisch Kranke untergebracht.

4. Berufsarbeit bei der Nachuntersuchung

Nur einer der 87 Patienten war bei der Nachuntersuchung noch voll berufstätig, 2 arbeiteten halbtagsweise, 19 (22⁰/₀ N) verrichteten regelmäßig kleinere Arbeiten. 62 Patienten (71⁰/₀ N) hatten keinerlei lukrative Aktivität mehr; bei der letzten Gruppe handelte es sich zur Hälfte um schwer Debile und Imbezille.

*Fast dreiviertel der Patienten, davon die Mehrzahl der schwer Debilen und Imbe-
zillen, hatten bei der Nachuntersuchung keinerlei gewinnbringende Aktivität mehr.
Ungefähr ein Fünftel war mit kleineren und gelegentlichen Arbeiten beschäftigt, und
nur eine verschwindende Minorität (3 Patienten) war ganz oder teilweise berufstätig.*

5. Die Berufstätigkeit im Verlaufe des Lebens

33 Patienten *(38% N)* hatten eine *regelmäßige Berufstätigkeit* während des ganzen Lebens bis mindestens zum 60. Altersjahr (vorwiegend leicht Debile). 27 Patienten (31% N) hatten *keine berufliche Tätigkeit* (vor allem Debile). Die übrigen Patienten *(31% N)* waren *nur zeitweilig berufstätig.*

Von den regelmäßig Berufstätigen arbeiteten 10 (11% N) noch bis zum 60.—64.
Lebensjahr in ihrem Beruf, 12 (14% N) sogar bis zum 65.—69. Lebensjahr und 4
(5% N) hielten ihre Berufstätigkeit bis zum 70.—74. Lebensjahr aufrecht.

*Zusammenfassend stellen wir fest, daß ungefähr ein Drittel der Patienten eine
regelmäßige Berufstätigkeit während des größten Teils ihres Lebens ausgeübt hatte;
ca. ein Drittel war nur zeitweilig berufstätig und ungefähr ein Drittel war nie berufstätig. Ein Siebentel der Patienten hielt die Berufstätigkeit bis zum 60.—64. Lebensjahr aufrecht, ein Siebentel bis zum 65.—69. und ein Zwanzigstel sogar bis zum
70.—74. Lebensjahr.*

6. Physischer Gesundheitszustand

Der physische Gesundheitszustand der Patienten wurde ohne körperliche Untersuchung nach ihren eigenen Angaben und denjenigen der Umgebung summarisch
beurteilt und in die folgenden Kategorien eingestuft.

Gut oder *zufriedenstellend* war der Gesundheitszustand bei 59 Patienten (68% N).
Sie zeigten keine ernsthaften physischen Erkrankungen.

Nur *mäßig befriedigend* war der somatische Zustand bei 28 Patienten (32%;
19 M, 37% NM; 9 F, 25% NF). Diese Patienten wiesen alle ernsthaftere Erkrankungen auf, die ärztliche Behandlung benötigten.

Einen *ausgesprochen schlechten* körperlichen Zustand mit Bettlägerigkeit, Hospitalisierung wegen schweren Erkrankungen usw. haben wir bei keinem Patienten angetroffen.

*Zwei Drittel der Patienten wiesen somit einen guten körperlichen Gesundheits-
zustand auf, ein Drittel einen nur mäßig guten, wobei die Männer häufiger physische
Krankheiten zeigten. Ein ausgesprochen schlechter Gesundheitszustand wurde bei
keinem Patienten gefunden.*

7. Das psychoorganische Syndrom

Wir haben bei unseren katamnestischen Untersuchungen 3 Kategorien des organischen Psychosyndroms unterschieden [1]:

---

1 Die Einstufung der Einzelfälle ist zweifellos grob und hängt z. T. vom Intelligenzgrad des Pat. und vom momentanen Zustand ab. Bei schwer Oligophrenen ist eine Beurteilung ohne minuziöse Längsschnittbeobachtungen oft unmöglich. Bei der weiteren statistischen
Bearbeitung des Materials haben wir uns auf zwei Kategorien beschränkt („keine oder leichte
Störungen" und „mittlere bis schwere").

1) Psychoorganische Störung leichten Grades (Konzentrations- und Aufmerksamkeitsstörungen und (oder) Störungen der Merkfähigkeit und (oder) angedeutete Affektlabilität).

2) Psychoorganische Störung mittleren Grades (ausgeprägtere Gedächtnisstörungen und (oder) gelegentliche Störungen der Orientierung und (oder) deutliche Affektlabilität).

3) Psychoorganisches Syndrom schweren Grades (Vollbild der senilen oder arteriosklerotischen Demenz mit zeitlicher und örtlicher Desorientierung, Gedächtnisverlust, Konfabulationen, Affektlabilität).

Tabelle 23 zeigt die Verteilung der psychoorganischen Störungen in bezug auf Geschlecht und Intelligenz. *Keine* psychoorganische Störung fand sich bei 20 Patienten (23% N; 12 M, 14% NM; 8 F, 22% NF). Ein *psychoorganisches Syndrom leichten Grades* zeigten 32 Patienten (37% N). Ein *psychoorganisches Syndrom mittleren Grades* fand sich bei 13 Patienten (15% N).

Ein *psychoorganisches Syndrom schweren Grades* wurde bei 5 Fällen (6% N) festgestellt. Bei 17 Fällen (20% N) konnte das Ausmaß eines eventuellen organischen Psychosyndroms nicht festgestellt werden. Es handelt sich vor allem um Fälle schwer Oligophrener und um 6 Pfropfschizophrene[2].

Statistische Untersuchungen der Beziehungen des psychoorganischen Syndroms zu andern Variablen[3] zeitigten für die nachuntersuchten Patienten folgende Resultate:

1. Die *Geschlechter* und die *verschiedenen Intelligenzgruppen* unterscheiden sich nicht signifikant in bezug auf das Vorkommen eines psychoorganischen Syndroms mittleren oder schweren Grades.

2. Die bei der ersten Hospitalisation „abhängigen" oder „kontaktgestörten" Patienten zeigten bei der Nachuntersuchung signifikant häufiger (p < 0,05) ein mittleres oder schweres psychoorganisches Syndrom als die Gesamtgruppe. Stärkere „Abhängigkeit" und schwerere „Kontaktstörungen" bei der ersten Hospitalisierung erweisen sich somit erneut als schlechte prognostische Faktoren (s. auch Abschnitt „soziale Kontakte").

3. Die bei der Nachuntersuchung über *80jährigen* zeigen signifikant häufiger (p < 0,01) ein psychoorganisches Syndrom mittleren oder schweren Grades als die Gesamtgruppe, insbesondere auch als die 75—80jährigen.

Die letztere Gruppe wies signifikant weniger häufig mittlere oder schwerere Störungen auf als die Gesamtgruppe, was darauf hinweisen mag, daß auch bei unseren Patienten psychoorganische Störungen erst ab 80 Jahren besonders häufig schwerere Formen annehmen. Da jedoch die Lebenserwartung bei einem ausgeprägten organischen Psychosyndrom abnimmt (KAHN et al., 1960), kann vermutet werden, daß eine große Zahl der verstorbenen Patienten vor ihrem Ableben psychoorganische Störungen aufgewiesen haben.

4. Patienten ohne psychoorganische Störungen oder mit leichteren Veränderungen waren signifikant häufiger in gutem *physischem Allgemeinzustand*. Zwischen den beiden Faktoren besteht wie oben erwähnt eine enge Interrelation.

5. Unter den Patienten, die in der *psychiatrischen Klinik* untergebracht waren, kamen mittlere und schwerere organische Störungen signifikant häufiger (p < 0,05) vor als in der Gesamtgruppe. Schwerere psychoorganische Störungen sind wohl gerade

---

2 Aus diesen Gründen sind die zusammenfassenden prozentualen Angaben nur annähernd gültig.

3 Die Methodik der statistischen Untersuchung wird im Kapitel IX beschrieben.

Tabelle 23. *Das psychoorganische Syndrom*

Psychoorganisches Syndrom	Leicht Debile			Schwer Debile			Imbezille			Idioten			Total		
	M	F	Total	M	F	Total	M	F	Total	M	F	Total	M	F	Total
nicht vorhanden	10	2	12	2	4	6	—	2	2	—	—	—	12	8	20
leicht	14	8	22	4	5	9	1	—	1	—	—	—	19	13	32
mittel	4	3	7	2	3	5	—	1	1	—	—	—	6	7	13
schwer	1	1	2	1	—	1	1	1	2	—	—	—	3	2	5
nicht beurteilbar	2	3	5	2	1	3	6	2	8	1	—	1	11	6	17
Total	31	17	48	11	13	24	8	6	14	1	—	1	51	36	87

bei Oligophrenen ein besonders wichtiger Einweisungsgrund, und wahrscheinlich werden psychoorganisch veränderte Schwachsinnige eher schlechter außerhalb eines psychiatrischen Spitals toleriert als normalintelligente Organiker. Daneben wäre aber auch der Einfluß der Hospitalisierung auf die Ausprägung des psychoorganischen Syndroms näher zu untersuchen.

Ein *Vergleich der Häufigkeit des psychoorganischen Syndroms* unserer Patienten mit der Durchschnittsbevölkerung ist schwierig, da die vorhandenen statistischen Angaben ungenügend sind, und weil der Begriff der senilen Demenz verschieden gebraucht wird. LARSSON, SJÖGREN und JACOBSON (1963) haben in ihren epidemiologischen Untersuchungen über die senile Demenz in Schweden für die Allgemeinbevölkerung folgende Morbiditätsrisiken angegeben (wobei sie allerdings die arteriosklerotische Demenz ausschlossen):

bis zu 65 Jahren 0,12%
bis zu 70 Jahren 0,40%
bis zu 75 Jahren 1,20%
bis zu 80 Jahren 2,50%
bis zu 85 Jahren 3,80%
bis zu 90 Jahren 5,20%

CIOMPI und LAI (1969) haben bei der Untersuchung der depressiven Patienten unserer Klinik mit denselben Jahrgängen wie unsere Oligophrenen die in Tabelle 24 angegebenen Werte gefunden, die im Vergleich zu unseren Resultaten (Tabelle 25) etwas niedriger sind.

Tabelle 24. *Das psychoorganische Syndrom bei den nachuntersuchten Depressiven (Ciompi und Lai 1969)*

Alter	Anzahl der Fälle	Keine oder leichte psychoorganische Störung		Psychoorganische Störung mittleren oder schwereren Grades	
		Anzahl	%	Anzahl	%
65—69	29	26	90	3 (0)*	10 (0)
70—74	52	45	87	7 (0)	13 (0)
75—79	28	18	63	10 (7)	37 (25)
80—84	14	13	93	1 (1)	7 (7)
85—90	4	1	25	3 (1)	75 (25)
Total	127	103	81	24 (9)	19 (7)

* In Klammer: Zahl der Fälle mit schwerem psychoorganischem Syndrom (Demenz)

CIOMPI und LAI fanden bei insgesamt 19% der depressiven Patienten ein mittleres oder schweres psychoorganisches Syndrom, während dieselben Störungen bei den Oligophrenen in 26% der Fälle vorkamen [4].

Da jedoch bei unseren Patienten in 17 Fällen (20% N) das Ausmaß eines eventuell vorhandenen psychoorganischen Syndroms nicht beurteilt werden konnte, dürfte

---

[4] Die unregelmäßigen Prozentzahlen der verschiedenen Alterskategorien sind auf die kleine Anzahl der Fälle zurückzuführen, bei denen die Berechnung von Prozentzahlen nur noch gröbste Anhaltspunkte für die Beurteilung zu geben vermag.

Tabelle 25. *Psychoorganisches Syndrom und Alter bei den nachuntersuchten Oligophrenen*

Alter	Anzahl der Fälle				Keine oder leichte psychoorg. Störung		Psychoorg. Störung mittleren oder schwereren Grades	
	Nach-unter-Total	Psycho-org. S. nicht be-urteilbar	Psycho-org. S. beurteil-bar	%	Anzahl	%	Anzahl	%**
65—69	9	2	7	100	6	86	1 (0)*	14 (0)
70—74	42	11	31	100	22	71	9 (2)	29 (6)
75—79	25	4	21	100	19	91	2 (1)	9 (5)
80—84	8	0	8	100	5	63	3 (1)	37 (12)
85—90	3	0	3	100	0	0	3 (1)	100 (33)
Total	87	17	70	100	52	74	18 (5)	26 (7)

* In Klammer: Zahl der Fälle mit schwerem psychoorganischem Syndrom (Demenz).
** Die Prozente beziehen sich auf das Total der beurteilbaren Fälle der jeweiligen Altersgruppen.

die Anzahl der organisch gestörten Patienten, besonders zwischen 70 und 80 Jahren, noch höher liegen. Das organische Psychosyndrom schweren Grades (völlige Demenz) war insgesamt bei Depressiven und Oligophrenen genau gleich häufig (7% N).

Die von CIOMPI und LAI gefundenen Resultate bei den depressiven Patienten liegen über den von LARSSON, SJÖGREN und JACOBSON angegebenen Zahlen für die Normalbevölkerung. Da CIOMPI jedoch die arteriosklerotische Demenz mitberücksichtigt hat, sind die Ergebnisse nicht direkt vergleichbar. CIOMPI und LAI (1969) vermuten jedoch auf Grund ihrer Untersuchungen ein eher häufigeres Vorkommen psychoorganischer Störungen bei depressiven geriatrischen Patienten als in der Normalbevölkerung.

Nachdem verschiedene Autoren eine vorzeitige Alterung schwer Oligophrener beschrieben haben, hatten wir bei unseren nachuntersuchten Patienten eine größere Zahl von schwer psychoorganisch Gestörten erwartet. Da jedoch unsere Querschnittsuntersuchung nur die Überlebenden erfaßt, bei welchen Idioten fast völlig fehlen und der prozentuale Anteil der Imbezillen ebenfalls geringer geworden ist, können über das Vorkommen des psychoorganischen Syndroms bei schwerst Oligophrenen keine Aussagen gemacht werden. Immerhin scheint es in diesem Zusammenhang bemerkenswert, daß sich unsere imbezillen Patienten in bezug auf die Häufigkeit eines psychoorganischen Syndroms nicht signifikant von der Gesamtgruppe der Nachuntersuchten unterscheiden.

8. Das Auftreten neuer Symptome im Alter

CIOMPI (1966) fand bei der Nachuntersuchung von Hysterikern eine Abschwächung der eigentlichen hysterischen Symptomatik im Alter, wobei jedoch häufig hypochondrische, psychosomatische und depressive Symptome auftraten; gleichzeitig stellte er eine Verminderung des „persönlichen Potentials" fest, wie dies ähnlich schon von ERNST (1959) für die „neurotischen Residualzustände" beschrieben wurde. Bei der Nachuntersuchung depressiver Patienten im Alter fanden CIOMPI und LAI (1969) ebenfalls ein Nachlassen der allgemeinen Spannkraft, die mit einer Einengung der allgemeinen Interessensphäre und einer Verarmung der sozialen Kontakte einherging und häufig verbunden war mit einer chronischen Dysphorie, mit Irritabilität, Mißtrauen, Unzufriedenheit, Hypochondrie und psychosomatischen Beschwerden. Ähnliche Residualsymptome wurden von CH. MÜLLER (1959) bei alten Schizophrenen beschrieben. Zweifellos vermischen sich in diesen Bildern altersspezifische Veränderungen mit den krankheitsspezifischen auf unauflösbare Weise.

Bei den *nachuntersuchten alten Oligophrenen* haben wir zwar ebenfalls eine allgemeine Abnahme der Vitalität und der Sthenizität beobachtet, die bei Oligophrenen wahrscheinlich noch stärker ausgeprägt ist als bei den übrigen Patienten. Deutliche neue Krankheitssymptome aber (abgesehen von denjenigen eines psychoorganischen Syndroms) waren auffallend selten. Kleinere hypochondrische Klagen kamen hie und da vor, nahmen aber nur in einem Fall wirklich pathologische Formen an. Wahrscheinlich im Zusammenhang mit einem zunehmenden organischen Psychosyndrom erfolgte bei 2 Debilen eine Verstärkung der vorbestehenden Irritabilität und bei 2 weiteren eine Verschlimmerung des chronischen Alkoholismus. Ein vielfach vorbestrafter, leicht debiler Alkoholiker wurde mit 64 Jahren erstmals wegen Unzucht mit Kindern verurteilt, ohne daß bei ihm eindeutige Störungen psychoorganischer Art festzustellen waren. 2 debile Frauen wurden nach dem 60. Jahr wegen depressiver Reaktionen behandelt, wobei die Verstimmung bei der einen Patientin offensichtlich im Zusammenhang mit einer inadäquaten Umgebung jahrelang bestehen blieb.

Die Zahl der neu im Alter aufgetretenen psychischen Störungen ist also erstaunlich klein im Vergleich zu den andern bisher nachuntersuchten klinischen Untergruppen. Wir hatten hingegen den Eindruck, daß die allgemeine Verlangsamung, die Einschränkung aller Aktivitäten, die soziale Abhängigkeit von der Umgebung, kurz die „regressiven Tendenzen" oft besonders stark ausgeprägt waren, insbesondere bei den schwer Oligophrenen.

Demzufolge scheint bei den Oligophrenen im allgemeinen der altersbedingte Verlust der Spannkraft, des „persönlichen Potentials" zu einem Verblassen der vorbestehenden Symptomatik zu führen, wobei eine eigentliche Transformation der Symptomatik entweder nicht stattfindet, oder dann in eine Symptomatologie ausmündet, die der altersspezifischen sehr ähnlich ist und einen „allgemeinen regressiven Charakter" hat. Das Zustandsbild der Oligophrenen gleicht sich somit im Alter eher demjenigen der Durchschnittsbevölkerung an, wobei jedoch der Grad der sozialen Abhängigkeit und der „allgemeinen Regression" im Durchschnitt wesentlich größer sein dürfte als bei vergleichbaren Gruppen der Normalbevölkerung.

Ausnahmen in diesem eher günstigen Bild sind zweifellos die schizophrenen Schwachsinnigen, die fast ausnahmslos an schweren „schizophrenen Residualzuständen" litten und wesentlich weniger „gebessert" erschienen als die von CH. MÜLLER untersuchten normalintelligenten alten Schizophrenen.

9. Die soziale Anpassung

a) Bemerkungen zur Methodik

Die Beurteilung der sozialen Anpassung ist gerade bei Krankheitsgruppen wie den Oligophrenen besonders wichtig. Wie wir im Abschnitt III ausführten, gibt es bis heute keine wirklich befriedigende und auch für unsere sozialen Verhältnisse genügend standardisierte Methode, um die Beurteilung der sozialen Anpassung nach einer einheitlichen, genau definierten Methodik vorzunehmen, die eine Quantifizierung und damit objektive Vergleiche gestatten würde. DOLL hat 1953 mit der Aufstellung der *Vineland Social Maturity Scale* große Anstrengungen unternommen, die soziale Anpassung genauer zu erfassen. Um aber die Vineland Scale, die für amerikanische Kindern und Erwachsene unter 30 Jahren standardisiert ist, bei unseren Probanden anwenden zu können, wären umfangreiche Vorarbeiten notwendig gewesen, die im Rahmen unserer Untersuchungen nicht durchgeführt werden konnten. Wir haben uns deshalb auf die Beurteilung zweier Aspekte der sozialen Anpassung beschränkt, der *„sozialen Abhängigkeit"* und der *„sozialen Kontakte"*. Für beide Werte wurde die folgende 3gliedrige Rangordnung verwendet:

A „Soziale Abhängigkeit"

1. *„unabhängig"*: bewältigt sein Leben selbständig und unabhängig.
2. *„teilweise abhängig"*: bedarf teilweiser Überwachung und (oder) Pflege in Familie, Pension oder (Alters-)Heim.
3. *„total abhängig"*: bedarf ständiger intensiver Überwachung und (oder) Pflege in (Familie) Heim oder psychiatrischer Klinik.

B „Soziale Kontakte"

1. *„nicht oder leicht gestört"*: Kontakte mit der Umgebung nicht oder nur wenig gestört, keine größeren Konflikte.
2. *„mäßig gestört"*: deutliche Kontaktstörungen und Konflikte, die das Zusammenleben mit der Umgebung eindeutig beeinträchtigen.
3. *„schwer gestört"*: schwere Kontaktstörungen und Konflikte mit grob pathologischem Charakter.

Eine besondere Schwierigkeit bildete die Definition der Zeitspanne, für welche die soziale Abhängigkeit und die sozialen Kontakte beurteilt werden sollten. Es wäre wenig sinnvoll gewesen, den Zeitpunkt unmittelbar vor der ersten Hospitalisierung anzusetzen, da ja der Einweisung meist eine Verschlechterung der Kontakte oder eine Verstärkung der Abhängigkeit vorausgeht. Bei akut verlaufenden Erkrankungen und auch bei chronischen Verläufen mit nicht länger als einigen Monaten zurückliegendem klar abgegrenztem Beginn beurteilten wir deshalb die Zeit vor Ausbruch der Krankheit und zogen dabei die letzten 4—5 Jahre in Betracht (die Zeitspanne wurde nicht länger ausgedehnt, weil im allgemeinen mit zunehmendem Abstand die Zuverlässigkeit der anamnestischen Angaben abnahm). Bei Charakter- und Verhaltensstörungen sowie bei chronischen Störungen, die sich schleichend über Jahre entwickelt hatten, war eine Beurteilung der weit zurückliegenden Phasen zu unsicher, so daß wir auch in diesen Fällen konsequent das Gesamtbild der letzten 4—5 Jahre beurteilten.

Bei der Nachuntersuchung haben wir die Zeitspanne, die als Grundlage der Beurteilung diente, auf die 2—3 Monate vor dem Zeitpunkt der Untersuchung eingeschränkt, um ein Abbild der aktuellen Situation zu erhalten.

b) Die Entwicklung der „sozialen Abhängigkeit"

Abb. 3 und Tabelle 26 geben einen Überblick über die soziale Abhängigkeit vor der ersten Hospitalisierung und bei der Nachuntersuchung.

α) **Die Gesamtgruppe.** Vor der *ersten Hospitalisation* befand sich *die Hälfte* der Patienten in *„unabhängiger"* Stellung, während die *übrigen* in der Mehrzahl *„teilweise abhängig"* waren; in einer *„total abhängigen"* Position befanden sich nur 6% (5/87).

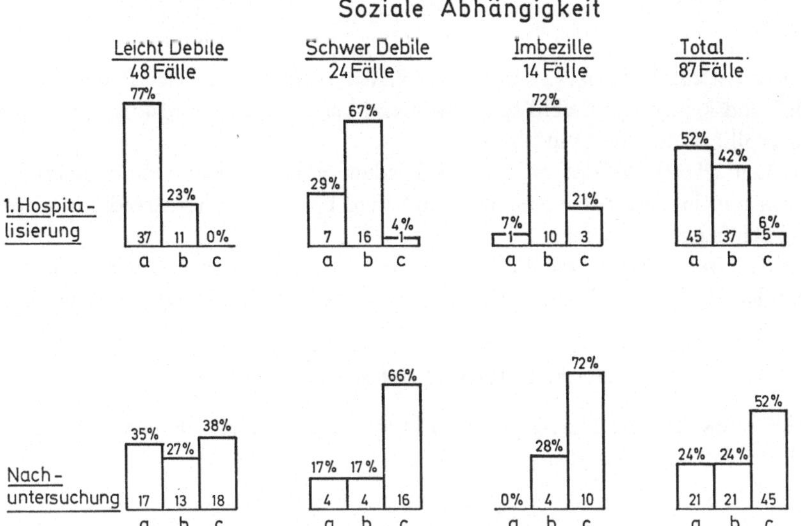

Abb. 3. Soziale Abhängigkeit. a = unabhängig, b = teilweise unabhängig, c = total abhängig

Tabelle 26. *Entwicklung der sozialen Abhängigkeit*

1. Hospitalisierung		Nachuntersuchung		
		unabhängig	teilweise abhängig	total abhängig
unabhängig	45	19	13	13
teilweise abhängig	37	2	7	28
total abhängig	5	0	1	4
Total (N.)		21	21	45

Bei der *Nachuntersuchung* war eine massive *Verschiebung* in Richtung einer verstärkten *Abhängigkeit* festzustellen: nur noch ¹/₄ der Patienten war „unabhängig" und ¹/₄ „teilweise abhängig", während die *Hälfte* aller Patienten sich in *„völliger Abhängigkeit"* befand.

Von 45 Patienten, die vor der 1. Hospitalisierung „unabhängig" waren, behielten nur knapp die Hälfte ihre „Unabhängigkeit", während je ¹/₄ in die abhängigeren Positionen abfiel. Von 37 „teilweise Abhängigen" wurden 28 (71%) „total abhängig". *Die „teilweise Abhängigkeit" vor der ersten Hospitalisierung war somit für unsere Patienten prognostisch ungünstig zu werten in bezug auf ihre soziale Abhängigkeit im Alter.*

β) **Unterschiede bei den Geschlechtern.** Vor der ersten Hospitalisierung waren keine nennenswerten Unterschiede der Geschlechter in bezug auf ihren Abhängigkeitsgrad festzustellen, während bei der Nachuntersuchung die Prozentzahl der „völlig Abhängigen" bei den Frauen etwas größer war als bei den Männern.

γ) **Abhängigkeitsgrad und Intelligenz.** Der soziale Abhängigkeitsgrad der schwer Oligophrenen war definitionsgemäß schon vor der ersten Hospitalisierung größer als derjenige der leichter Oligophrenen und nahm im Alter stärker zu:

Bei den *leicht Debilen* waren vor der ersten Aufnahme ³/₄ der Patienten „unabhängig" und keiner „total abhängig", während bei der Nachuntersuchung mehr als ¹/₃ sich in „völliger Abhängigkeit" befand.

Bei den *schwer Debilen* befanden sich schon vor der ersten Hospitalisierung ²/₃ der Patienten in „teilweiser Abhängigkeit", und bei der Nachuntersuchung waren ²/₃ „völlig abhängig" geworden.

Bei den *Imbezillen* waren ³/₄ (10/14) schon vor der ersten Hospitalisierung „teilweise abhängig", und bei der Nachuntersuchung waren ³/₄ (10/14) „total abhängig".

c) Die Entwicklung der sozialen Kontakte

Abb. 4 und Tabelle 27 zeigen die Entwicklung der sozialen Kontakte bei den verschiedenen Intelligenzgruppen.

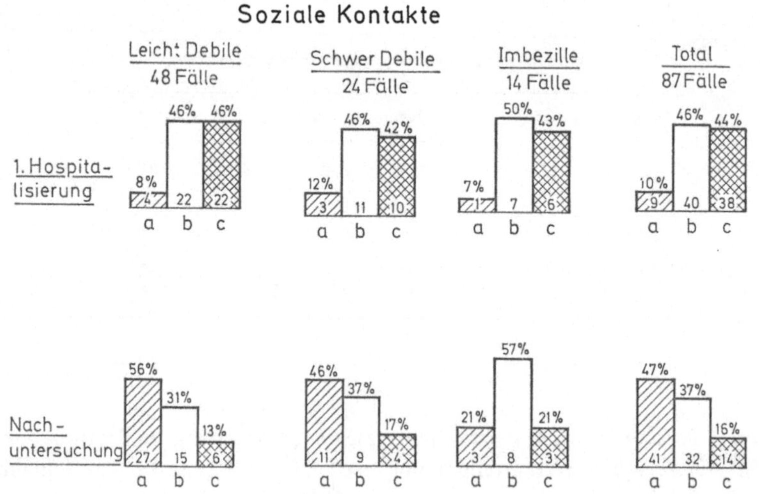

Abb. 4. Soziale Kontakte. a = nicht oder leicht gestört, b = mäßig gestört, c = schwer gestört

α) **Die Gesamtgruppe.** Vor der *ersten Hospitalisierung* wies fast die *Hälfte* der Patienten *schwer gestörte* Beziehungen zur Umwelt auf, und zwar schon mehrere Jahre vor der Hospitalisierung. Die Zahl der nur leicht oder nicht Gestörten betrug lediglich 10⁰/₀. Bei der *Nachuntersuchung* hingegen konnte insgesamt eine deutliche *Besserung der sozialen Kontakte* festgestellt werden.

Die *Hälfte* der Patienten hatte *keine* oder nur *leichte Kontaktstörungen* und nur ¹/₇ (vor allem Schizophrene) wies schwere Störungen auf. Tabelle 27 zeigt, wie die Gruppen mit verschieden stark gestörten Kontakten sich nach der ersten Hospitali-

Tabelle 27. *Entwicklung der sozialen Kontakte*

1. Hospitalisierung		Nachuntersuchung		
		nicht oder leicht gestört	mäßig gestört	schwer gestört
Nicht oder leicht gestört	9	5	1	3
mäßig gestört	40	17	18	5
schwer gestört	38	19	13	6
Total (N.)		41	32	14

sierung weiter entwickelt haben. Bemerkenswert erscheint, daß 42% (17/40) der mäßig Kontaktgestörten bei der Nachuntersuchung nicht oder nur leicht gestört waren, und daß von den 38 schwer Kontaktgestörten 13 nur noch mäßige und 19 nur noch leichte Störungen aufwiesen: bei 84% (32/38) der früher schwer Kontaktgestörten war somit eine deutliche Besserung festzustellen.

β) **Unterschiede zwischen den Geschlechtern.** *Die Männer hatten vor der ersten Hospitalisierung bedeutend schlechtere Kontakte mit ihrer Umgebung als die Frauen.* 61% der Männer wiesen schwere Kontaktstörungen auf, während dies nur bei 19% der Frauen der Fall war. Bei der Nachuntersuchung hatte sich dieser Unterschied weitgehend ausgeglichen.

γ) **Kontaktstörungen und Intelligenzgrad.** Keine, oder nur leichte oder mäßige Kontaktstörungen zeigten *vor der ersten Hospitalisierung* insgesamt 54% (26/46) der leicht Debilen, 58% (14/24) der schwer Debilen, und 57% (8/14) der Imbezillen. *Die schwer Oligophrenen (es befand sich nur ein Idiot in unserem nachuntersuchten Material) unterschieden sich somit nicht wesentlich von den leichter Oligophrenen und zeigten kaum schwerere oder häufigere Kontaktstörungen.*

Bei der *Nachuntersuchung* erhöhte sich die Zahl der *nicht* oder nur *leicht Kontaktgestörten* von 8% auf 56% (27/48) bei den leicht Debilen, von 12% auf 46% (11/24) bei den schwer Debilen und von 7% auf 21% (3/14) bei den Imbezillen. Die Zahl der *schwer Kontaktgestörten* verminderte sich von 46% auf 13% (6/48) bei den leicht Debilen, von 42% auf 17% (4/24), bei den schwer Debilen und von 43% auf 21% (3/14) bei den Imbezillen. *Die Tendenz zur Verbesserung der Kontakte war also bei den leichter Oligophrenen etwas deutlicher ausgeprägt als bei den schwerer Schwachsinnigen.*

d) Beziehungen zwischen sozialer Abhängigkeit und sozialen Kontakten

Tabelle 28 zeigt, in welcher Weise sich die verschiedenen Ränge der sozialen Abhängigkeit mit denjenigen der sozialen Kontakte kombinierten. Dabei erscheinen uns besonders folgende *Schwerpunkte der Verteilung* bemerkenswert:

Vor der ersten Hospitalisierung waren 71% (34/48) der *leicht Debilen unabhängig* und wiesen *mäßige oder schwere Kontaktstörungen* auf. 63% (15/24) der *schwer Debilen* und 71% (10/14) der *Imbezillen* waren „*teilweise abhängig*" und zeigten gleichzeitig *mäßige oder schwere Kontaktstörungen.*

6 Entwicklung Oligophrener

Tabelle 28. *Die soziale Anpassung*

		Leicht Debile		Schwer Debile		Imbezille		Idioten		Total	
		1.H.*	N.**	1.H.	N.	1.H.	N.	1.H.	N.	1.H.	N.
	unabhängig										
I	nicht od. leicht kontaktgest.	3	(11)	2	2	—	—	—	—	5	(13)
II	mäßig kontaktgestört	(18)	(5)	3	2	—	—	—	—	(21)	(7)
III	schwer kontaktgestört	(16)	1	2	—	1	—	—	—	(19)	1
	teilweise abhängig										
IV	nicht od. leicht kontaktgest.	1	(7)	1	4	—	2	—	—	2	(13)
V	mäßig kontaktgestört	(4)	(5)	(7)	—	(7)	2	—	—	(18)	(7)
VI	schwer kontaktgestört	(8)	1	(8)	—	(3)	—	—	—	(17)	1
	total abhängig										
VII	nicht od. leicht kontaktgest.	—	(9)	—	(5)	1	1	1	—	2	(15)
VIII	mäßig kontaktgestört	—	(5)	1	(7)	—	(6)	—	—	1	(18)
IX	schwer kontaktgestört	—	(4)	—	4	2	(3)	—	1	2	(12)
	Total	48	48	24	24	14	14	1	1	87	87

* 1.H. = 1. Hospitalisierung; ** N. = Nachuntersuchung
( ) Die Klammern verdeutlichen die zahlenmäßigen Schwerpunkte

Somit waren vor der ersten Hospitalisierung rund $^9/_{10}$ aller Patienten mäßig oder schwer kontaktgestört und „unabhängig" oder „teilweise abhängig".

Bei der *Nachuntersuchung* waren die *leicht Debilen* stärker über die verschiedenen Untergruppen verteilt: $^1/_3$ (16/48) waren „unabhängig" und hatten keine oder nur leichte bis mäßige Kontaktstörungen. $^1/_4$ (12/48) war „teilweise abhängig" mit nur leichten bis mäßigen Kontaktstörungen und fast $^1/_3$ (14/48) war „total abhängig" mit nur leichten bis mäßigen Kontaktstörungen. Bei den *schwer Debilen* war die Hälfte (12/24) der Patienten „total abhängig" und leicht bis mäßig kontaktgestört. $^2/_3$ (9/14) der Imbezillen waren „total abhängig" und mäßig bis schwer kontaktgestört.

Somit waren bei der Nachuntersuchung ca. $^1/_4$ (23$^0/_0$, 20/87) der Patienten unabhängig und leicht bis mäßig kontaktgestört und gleich viele (23$^0/_0$, 20/87) teilweise abhängig und leicht bis mäßig kontaktgestört. Die zweite Hälfte der Patienten verteilte sich zu ungefähr gleichen Teilen auf die 3 Kategorien der völlig Abhängigen.

Tabelle 29 stellt die Entwicklung der einzelnen beschriebenen Untergruppen nach der ersten Hospitalisierung dar. Es fällt auf, daß $^3/_4$ (26/33) der *mäßig und schwer Kontaktgestörten*, „teilweise Abhängigen" im Alter „völlig abhängig" werden, und zwar ist die Hälfte (17/33) erst noch mäßig oder schwer kontaktgestört. Diese Gruppe hat sich somit *besonders ungünstig entwickelt.*

Von den 40 *mäßig oder schwer kontaktgestörten* „Unabhängigen" wurde nur $^1/_4$ (10) „völlig abhängig", während 40$^0/_0$ (16/40) „unabhängig" blieben und nicht oder nur mäßig kontaktgestört waren. *Die vor der ersten Hospitalisierung „Unabhängigen" hatten somit trotz der mäßigen oder schweren Kontaktstörung für die soziale Anpassung im Alter eine eher günstige Prognose.*

Tabelle 29. *Die Entwicklung der sozialen Abhängigkeit und der sozialen Kontakte*

	1. Hospitalisierung	Nachuntersuchung								
	Total	I	II	III	IV	V	VI	VII	VIII	IX
I	5*	2	—	—	—	—	—	2	—	1
II	(21)	(6)	(4)	1	(4)	1	—	—	(4)	1
III	(19)	(4)	2	—	(5)	(3)	—	(3)	1	1
IV	2	—	—	—	—	—	—	—	1	1
V	(18)	—	1	—	2	1	1	(5)	(6)	2
VI	(17)	1	—	—	1	2	—	(4)	(5)	(4)
VII	2	—	—	—	—	—	—	1	—	1
VIII	1	—	—	—	—	—	—	—	1	—
IX	2	—	—	—	1	—	—	—	—	1
Total	87	13	7	1	13	7	1	15	18	12

I	unabhängig, nicht oder leicht kontaktgestört	V	teilweise abhängig, mäßig kontaktgestört
II	unabhängig, mäßig kontaktgestört	VI	teilweise abhängig, schwer kontaktgestört
III	unabhängig, schwer kontaktgestört	VII	total abhängig, nicht oder leicht kontaktgestört
IV	teilweise abhängig, nicht oder leicht kontaktgestört	VIII	total abhängig, mäßig kontaktgestört
		IX	total abhängig, schwer kontaktgestört

* arabische Zahlen = Zahl der Fälle.   ( ) verdeutlichen die zahlenmäßigen Schwerpunkte.

10. Statistische Zusammenhänge zwischen der sozialen Anpassung im Alter und verschiedenen Variablen

Die statistischen Zusammenhänge zwischen der sozialen Anpassung und den folgenden Variablen wurden mit der erwähnten Methode von GOODMANN untersucht:
a) Geschlecht
b) Intelligenz
c) soziale Abhängigkeit bei der ersten Hospitalisierung
d) soziale Kontakte bei der ersten Hospitalisierung
e) Delinquenz
f) psychiatrische Affektionen und Persönlichkeitsstörungen
    1. Hyperthyme, erethische, haltlose und abulische Psychopathien
    2. Hypochondrische, depressive und wahnhafte Reaktionen
    3. Schizophrenien, Depressionen, Alkoholismus und Psychopathien ohne Alkoholismus.
g) Alter bei der Nachuntersuchung
h) Zivilstand bei der Nachuntersuchung
i) Kinderzahl bei der Nachuntersuchung
k) soziales Milieu bei der Nachuntersuchung
l) Beschäftigungsniveau bei der Nachuntersuchung
m) physische Gesundheit bei der Nachuntersuchung
n) psychoorganisches Syndrom bei der Nachuntersuchung

Die jeweiligen Untergruppen dieser Variablen entwickelten sich im Alter nicht gleich in bezug auf die soziale Anpassung. Die statistischen Untersuchungen sollen zeigen, ob sich bei den einzelnen Variablen die Verhältnisse der jeweiligen Untergruppen zur Gesamtgruppe in signifikanter Weise unterscheiden. Dadurch wird klarer ersichtlich, wie unterschiedlich die einzelnen Untergruppen mit der sozialen Anpassung zusammenhängen.

Gleich wie in Kapitel IX.9. haben wir 2 Aspekte der sozialen Anpassung unterschieden, die „soziale Abhängigkeit" und die „sozialen Kontakte". Im Begriff der „sozialen Gesamtanpassung" haben wir die beiden Aspekte zusammengefaßt [5].

In Tabelle 30 wurde die Beurteilung der sozialen Anpassung und ihrer Untergruppen nur nach den Kategorien „günstig — ungünstig", die folgendermaßen definiert wurden, vorgenommen (vgl. Kapitel IX.9.).

1. Soziale Abhängigkeit:
   „günstig" = unabhängig oder teilweise abhängig
   „ungünstig" = total abhängig
2. Soziale Kontakte:
   „günstig" = nicht oder leicht bis mäßig gestört [6]
   „ungünstig" = schwer gestört
3. Soziale Gesamtanpassung:
   „günstig" = unabhängig oder teilweise abhängig und nicht, leicht oder mäßig kontaktgestört
   „ungünstig" = unabhängig oder teilweise abhängig und schwer kontaktgestört oder total
            abhängig [7].

Tabelle 30 gibt einen Überblick über die statistischen Beziehungen der verschiedenen Aspekte der sozialen Anpassung mit den erwähnten Variablen und ihren Untergruppen. Dort, wo sich die Verhältnisse der Untergruppen zur Gesamtgruppe signifikant unterschieden, wurde dies mit + angegeben: (+) steht für „bemerkenswerte Tendenzen" zu Unterschieden zwischen den verschiedenen Untergruppen ($p < 0,1$); + zeigt signifikante Unterschiede an ($p < 0,05$) und + + bedeutet hoch signifikante Unterschiede ($p < 0,01$). (Die kleinen Untergruppen, insbesondere diejenigen mit weniger als 10 Patienten, ergaben keine signifikanten Ergebnisse mehr.)

a) Geschlecht

Männer waren bei der ersten Hospitalisation sozial hoch signifikant schlechter angepaßt als die Frauen. Bei der Nachuntersuchung hat sich dieser Unterschied ziemlich ausgeglichen und bis zu einem gewissen Grad umgekehrt: die Frauen zeigten eher eine vermehrte Tendenz zur Abhängigkeit.

b) Intelligenz

Bei der ersten Hospitalisation stand die Intelligenzstufe nicht in statistisch nachweisbarer Art in Beziehung zur sozialen Anpassung. Bei der Nachuntersuchung war die leichte Debilität in hoch signifikanter Weise mit einer günstigen Entwicklung verbunden. Dieser Unterschied macht sich nur in bezug auf die soziale Abhängigkeit, nicht aber in bezug auf die sozialen Kontakte bemerkbar.

---

5 Das komplexe Problem der sozialen Anpassung wird zweifellos auch so nur teilweise wiedergegeben.

6 Diese Einteilung erfolgte unter der Vorstellung, daß leichte bis mäßige Kontaktstörungen in dieser Art auch unter der Normalbevölkerung relativ häufig vorkommen und deshalb von den grob pathologischen, „schweren" Störungen abgetrennt werden sollten.

7 Die nicht oder leicht kontaktgestörten Patienten, die völlig abhängig waren, haben wir ebenfalls der „ungünstigen Gruppe" zugeteilt, da sie, trotz ihrem guten Kontakt, sozial gesehen eine bedeutende Last darstellen.

Tabelle 30. *Statistische Beziehungen der sozialen Anpassung*

Variable	Zahl der Fälle	Soz. Gesamtanpassung (1. Hospitalisierung) Vergleich		Soziale Abhängigkeit (Nachuntersuchung) Vergleich		Soziale Kontakte (Nachuntersuchung) Vergleich		Soz. Gesamtanpassung (Nachuntersuchung) Vergleich	
		günstig	ungünstig	günstig	ungünstig	günstig	ungünstig	günstig	ungünstig
Geschlecht									
Männer	51	—	++	(+)	—	—	—	(+)	—
Frauen	36	++	—	—	(+)	—	—	—	(+)
Intelligenz									
leicht Debile	48	—	—	++	—	—	—	++	—
schwer Debile	24	—	—	—	+	—	—	—	(+)
Imbezille	14	—	—	—	(+)	—	—	—	(+)
Idioten	(1)	—	—	—	—	—	—	—	—
Soziale Abhängigkeit, 1. H.									
unabhängig	45			++	—	—	—	++	—
teilweise abhängig	37			—	++	—	—	—	++
völlig abhängig	(5)			—	—	—	—	—	—
Soziale Kontakte, 1. H.									
nicht oder leicht gestört	(9)			—	—	—	—	—	—
mäßig gestört	40			—	—	—	—	—	—
schwer gestört	38			—	—	—	—	—	—
Delinquenz 1. H.	28	—	++	++	—	+	—	++	—
Keine Delinquenz 1. H.	59	++	—	—	++	—	+	—	++
Psychiatrische Affektionen und Persönlichkeitsstörungen 1. H.									
„Psychopathen"									
hyperthyme	(3)	—	—	—	—	—	—	—	—
erethische, (dysphorische und oppositionelle)	49	—	—	—	++	—	—	—	++
haltlose	22	—	+	(+)	—	—	—	(+)	—
abulische (asthenische und schizoide)	14	++	—	++	—	—	—	+	—
Hypochondrische und depressive Reaktionen	10	—	—	+	—	—	—	—	—
Wahnhafte Reaktionen	17	—	—	—	+	—	—	—	—
Propfschizophrene	17	—	—	—	++	—	—	—	++
Depressive (Total)	(9)	(+)	—	+	—	—	—	(+)	—
Alkoholiker	24	—	—	++	—	(+)	—	+	—
„Psychopathen" (Nicht-Alkoholiker)	49	—	—	—	—	—	—	—	—
Alter (N.)									
65—69	(9)	—	—	—	—	—	—	—	—
70—74	42	—	—	—	—	—	—	—	—
75—79	25	—	—	—	—	—	—	—	—
80—	11	—	—	—	—	—	—	—	—

Tabelle 30 (Fortsetzung)

Variable	Zahl der Fälle	Soz. Gesamtanpassung (1. Hospitalisierung) Vergleich		Soziale Abhängigkeit (Nachuntersuchung) Vergleich		Soziale Kontakte (Nachuntersuchung) Vergleich		Soz. Gesamtanpassung (Nachuntersuchung) Vergleich	
		günstig	ungünstig	günstig	ungünstig	günstig	ungünstig	günstig	ungünstig
Zivilstand (N)									
ledig	53	—	—	—	++	—	—	—	++
verheiratet	13	—	—	++	—	—	—	+	—
geschieden	(8)	—	—	—	—	—	—	—	—
verwitwet	13	—	—	—	—	—	—	—	—
Kinder									
ohne Kinder	59	—	—	—	(+)	—	—	—	—
mit Kindern	28	—	—	(+)	—	—	—	—	—
1—2 Kinder	14	—	—	—	—	—	—	—	—
3 und mehr Kinder	14	—	—	++	—	—	—	++	—
Soziales Millieu (N)									
eigene od. fremde Familie	28	—	—	++	—	—	—	++	—
allein	14	—	—	++	—	+	—	++	—
Heim	(9)	—	—	—	—	—	—	—	—
psychiatrische Klinik	36	—	—	—	++	—	(+)	—	++
Beschäftigungsniveau (N)									
hoch	(6)	—	—	+	—	—	—	+	—
mittel	44	—	—	—	—	—	—	—	—
keine Beschäftigung	12	—	+	—	+	—	—	—	+
Physische Gesundheit (N)									
gut befriedigend	59	—	—	—	—	(+)	—	—	—
mäßig	28	—	—	—	—	—	—	—	—
schlecht	—	—	—	—	—	—	—	—	—
Psychoorganisches Syndrom (N)									
nicht vorhanden	20	—	—	—	—	(+)	—	—	—
leicht	32	—	—	++	—	++	—	++	—
mittel	13	—	—	—	—	—	++	—	+
schwer	(5)	—	—	—	+	—	—	—	+
nicht beurteilbar	17	—	—	—	++	—	++	—	++

(+) = p < 0,1; + = p < 0,05; ++ = p < 0,01

c) Soziale Abhängigkeit bei der ersten Hospitalisation

Eine erhöhte teilweise Abhängigkeit bei der ersten Hospitalisierung geht erwartungsgemäß in signifikanter Weise mit einer ausgeprägten sozialen Abhängigkeit im Alter einher und ist somit prognostisch eher ungünstig zu werten (die Gruppe der bei der ersten Hospitalisierung völlig Abhängigen war zu klein, um signifikante Resultate zu ergeben).

d) Soziale Kontakte bei der ersten Hospitalisierung

Es ergaben sich keine verwertbaren statistischen Beziehungen, was wahrscheinlich darauf zurückzuführen ist, daß sich die verschiedenen sozialen Kontaktstörungen z. T. gegensätzlich entwickelten.

e) Delinquenz vor der ersten Hospitalisation

Bei der Nachuntersuchung zeigte sich eine signifikante Beziehung zwischen den Delinquenten und einer günstigen Entwicklung in bezug auf die soziale Abhängigkeit und die sozialen Kontakte im Alter. Wie wir in Kapitel VII ausführten, entspricht dies durchaus unserem günstigen subjektiven Gesamteindruck, den wir bei der Nachuntersuchung von den ehemaligen Delinquenten erhielten. Die Geistes- und Charakterstörungen der Delinquenten haben sich oft günstiger entwickelt als die schwereren Krankheiten der Nichtdelinquenten. (Unter den 17 nachuntersuchten Schizophrenen z. B., die sich praktisch alle ungünstig entwickelt haben, figurieren nur 3 Delinquenten.) Zudem waren 17 der 28 Delinquenten leicht Debile, die sich wie wir oben gezeigt haben, insgesamt vorteilhafter entwickelt haben im Alter als die übrigen Patienten.

f) Psychiatrische Affektionen und Persönlichkeitsstörungen bei der ersten Hospitalisation

1. Hyperthyme, erethische, haltlose und abulische Psychopathen. Der Vergleich von 4 Untergruppen der Psychopathen ergab ein ungünstiges Bild für die erethische Gruppe, die im Alter hoch signifikant abhängiger war als die übrigen.

Die haltlosen Psychopathen, die gegenüber den andern bei der ersten Hospitalisation relativ schlechter angepaßt waren, zeigten eine deutliche Tendenz, sich im Alter sozial günstiger zu entwickeln, jedenfalls in bezug auf die soziale Abhängigkeit. Die abulischen Asthenischen und Schizoiden waren schon bei der ersten Hospitalisation sozial relativ besser angepaßt als die übrigen Psychopathen und behielten diese Stellung auch im Alter. (Die Gruppe der Hyperthymen war zu klein, um signifikante Resultate zu ergeben.)

2. Patienten mit hypochondrischen, depressiven und paranoiden Reaktionen. Patienten mit hypochondrischen oder depressiven Reaktionen unterschieden sich bei der ersten Hospitalisierung statistisch nicht von denjenigen mit „paranoiden Reaktionen" in bezug auf die soziale Anpassung. Patienten mit „paranoiden Reaktionen" (s. auch Kapitel VI.d.) waren aber im Alter signifikant abhängiger und sind somit prognostisch eher ungünstig zu werten, was die soziale Abhängigkeit im Alter betrifft.

3. Schizophrene, Depressive, Alkoholiker und nicht trunksüchtige Psychopathen. Vor der ersten Hospitalisation waren die Depressiven (hauptsächlich reaktive Depressionen) relativ besser angepaßt als die übrigen Untergruppen und waren in der Folge auch im Alter weniger abhängig. Die *Alkoholiker* weisen im Alter gegenüber den anderen Gruppen eine hoch signifikant günstigere Entwicklung auf, besonders in bezug auf die soziale Abhängigkeit. Eindeutig ungünstig entwickeln sich im Alter die *schizophrenen Schwachsinnigen;* sie waren im Alter hoch signifikant abhängiger als alle übrigen Gruppen. (Bei der Gruppe der nicht trunksüchtigen Psychopathen ergaben sich keine statistischen Beziehungen, was wohl auf die oben beschriebene gegensätzliche Entwicklung der Untergruppen zurückzuführen ist.)

g) Alter bei der Nachuntersuchung

Es ergaben sich keine statistischen Beziehungen zwischen der sozialen Anpassung und dem Alter bei der Nachuntersuchung. Wir hatten auch subjektiv den Eindruck, daß andere Faktoren wichtiger waren für die soziale Anpassung als das Alter der Patienten an sich.

h) Zivilstand bei der Nachuntersuchung

Signifikante Unterschiede in bezug auf die soziale Anpassung bestanden bei der ersten Hospitalisation nicht, was heißt, daß andere Faktoren für die soziale Anpassung von größerer Wichtigkeit waren als der Zivilstand.

Im Alter waren die *verheirateten* Patienten hoch signifikant weniger abhängig als die übrigen, während die ledigen eindeutig abhängiger waren. Die Verheirateten stellen wohl insgesamt eine weniger stark gestörte Gruppe mit besserer Prognose dar als die Nichtverheirateten.

i) Kinderzahl

Die Gruppen mit verschiedenen Kinderzahlen unterscheiden sich statistisch voneinander.

Patienten mit 3 und mehr Kinder sind im Alter besonders gut angepaßt. Im allgemeinen scheinen also Eltern mehrerer Kinder eher weniger gestört zu sein und eine bessere Prognose zu besitzen als solche mit nur 1 oder 2 Kindern oder Unverheiratete ohne Kinder. (Die Gruppe „ohne Kinder" deckt sich praktisch mit der Gruppe der „ledigen".)

Die hie und da geäußerte Meinung, daß gerade schlecht angepaßte Oligophrene besonders viele Kinder hätten, scheint somit auf einer Verallgemeinerung von Einzelfällen zu beruhen.

k) Soziales Milieu

(Definitionsgemäß waren Patienten, die sich im Alter in psychiatrischen Kliniken befanden, abhängiger als die übrigen, und die sozialen Kontakte waren schlechter, während umgekehrt diejenigen, die allein lebten, besonders wenig Kontaktstörungen aufwiesen.) Nur ausnahmsweise wiesen Patienten, die in ihren eigenen Familien lebten, eine „völlige Abhängigkeit" auf; deshalb hebt sich die Gruppe derjenigen, die bei ihren Angehörigen leben, relativ günstig von den übrigen ab.

Zwischen der sozialen Abhängigkeit und den sozialen Kontakten einerseits und dem sozialen Milieu andererseits bestehen zweifellos enge Interrelationen.

l) Beschäftigungsniveau

Erwartungsgemäß bestehen zwischen dem Beschäftigungsgrad und der sozialen Adaptation signifikante statistische Beziehungen, wobei es sich auch hier um enge Interrelationen handeln dürfte.

m) Die physische Gesundheit

Es zeigen sich mit Ausnahme einer Beziehung zwischen einem „guten physischen Gesundheitszustand" und dem „Fehlen von schweren Kontaktstörungen" keine statistisch gesicherten Beziehungen. In der Tat hatten wir nur relativ selten den Eindruck, daß die bei 28 Patienten festgestellten mäßig schweren physischen Störungen die soziale Anpassung wesentlich bestimmten. Dieser Befund steht im Gegensatz zu den von CIOMPI bei nachuntersuchten Hysterikern und Depressiven gemachten Beobachtungen (1966, 1969). CIOMPI stellte fest, daß auch mäßige Störungen des physischen Gesundheitszustandes in signifikanter Weise mit ungünstigen Entwicklungen, insbesondere auch der sozialen Anpassung, einhergingen. Bei den Oligophrenen wirken physische Störungen zweifellos ebenfalls in dieser Richtung, sind aber offenbar im Verhältnis zu anderen Faktoren, welche die soziale Anpassung der Schwachsinnigen mitbestimmen, relativ weniger wichtig. So haben wir bei der Nachuntersuchung öfters eine erstaunliche Indolenz alter Oligophrener gerade gegenüber physischen Krankheiten gesehen, und die Anspruchslosigkeit, mit der auch unangenehme Leiden ertragen wurden, stand hie und da im Gegensatz zu den beobachteten allgemeinen regressiven Tendenzen.

n) Das psychoorganische Syndrom

Patienten ohne psychoorganische Symptome fanden sich in verschiedensten Positionen mit verschiedensten Abhängigkeitsgraden, weshalb wohl kein statistischer Zusammenhang ersichtlich ist. Bei relativ vielen Patienten in unabhängiger oder nur teilweise abhängiger Situation haben wir leichte psychoorganische Störungen festgestellt, weshalb sich diese Gruppe günstig von den übrigen unterscheidet. Da die leicht psychoorganisch Gestörten sich aber nicht nur in bezug auf den Abhängigkeitsgrad, sondern auch in bezug auf die Kontaktstörungen, in hochsignifikanter Weise günstig von den andern Gruppen abheben, stellt sich die Frage, ob die leichte psychoorganische Störung sich auf den Gesamtzustand der Oligophrenen eher positiv ausgewirkt hat. Bei den meisten Patienten haben wir anläßlich der Nachuntersuchung eine gewisse Milderung vieler pathologischer Symptome und eine allgemeine Beruhigung, und damit eine Normalisierung, festgestellt, und zwar gerade auch bei Oligophrenen, die leichte psychoorganische Störungen aufwiesen. Zwar schien hie und da eine Zunahme einzelner pathologischer Symptome, wie z. B. der Irritabilität oder eine Verschlimmerung eines chronischen Alkoholismus in Zusammenhang mit einem psychoorganischen Abbau zu stehen — es handelte sich dabei aber um Ausnahmefälle mit einem psychoorganischen Syndrom mittleren Grades. Wie weit die beschriebenen Besserungen auf allgemeinere altersbedingte Faktoren zurückzuführen sind, und wie weit sie doch durch ein leichtes psychoorganisches Syndrom mitbedingt waren, kann auf Grund unserer Untersuchungen nicht entschieden werden. Die erwähnten Resultate lassen aber vermuten, daß leichte psychoorganische Störungen sich bei alten Oligophrenen nur ausnahmsweise ungünstig auf die soziale Anpassung auswirken und oft sogar mit einer gewissen Verbesserung der sozialen Adaptation verbunden sind.

Psychoorganische Störungen mittleren und schweren Grades hingegen wirken sich, wie es auch die statistischen Ergebnisse zeigen, auf die soziale Anpassung erwartungsgemäß nachteilig aus.

Die Gruppe der 17 Patienten, bei denen das Ausmaß eines eventuell vorhandenen organischen Psychosyndroms nicht genau bestimmt werden konnte, ist im Alter besonders abhängig und kontaktgestört. Es ist durchaus möglich, daß eine Anzahl dieser Patienten ebenfalls unter einem hirnorganischen Abbau leidet.

11. Subjektive Einstellung der Patienten zu verschiedenen Problemen des Alters

Im Verlaufe unserer Interviews haben wir die subjektiven Angaben unserer Patienten zu den nachfolgenden Fragen untersucht. Bei 24 der 87 Patienten war die Befragung nicht möglich wegen eines fortgeschrittenen psychoorganischen Syndroms, eines schizophrenen Defektes, Taubstummheit usw. Auch die übrigen Patienten waren selbstverständlich nicht immer imstande, in klarer und eindeutiger Weise auf die von Ciompi für das Gesamtuntersuchungsprogramm ausgearbeiteten Fragen zu antworten. Das Total der erhaltenen Antworten schwankt deshalb von Frage zu Frage, und die Ergebnisse müssen wegen der relativ großen Zahl fehlender und unklarer Antworten mit Vorbehalt interpretiert werden. (So weit wie möglich haben wir die Auskünfte der Patienten durch die Angaben von Drittpersonen verifiziert, was den Fragen entsprechend nur bei einigen Punkten möglich war.)

1. Aktivitäten und Interessen. Wie schon erwähnt, hatten 56 der 87 Patienten (64% N) meist kleinere regelmäßige Arbeiten irgendwelcher Art.

Über *Freizeitaktivitäten* und Vergnügungen (Lesen, Spazieren, Radiohören, Fernsehen, Kind, Gartenarbeit, Basteln usw.) berichteten 40 Patienten (75% Antw. [8]). 13 Patienten (25% Antw.) gaben an, keine Freizeitbeschäftigung zu haben (34 fehlende oder nicht verwertbare Antworten).

Für das *tägliche Geschehen in der Welt* interessierten sich 32 Patienten (62% Antw.), vorwiegend leicht Debile; sie hörten Nachrichten am Radio, lasen regelmäßig Zeitungen oder Zeitschriften, wobei die Lokalnachrichten allgemein bevorzugt wurden. 20 Patienten (38% Antw.) verneinten irgendein Interesse am Weltgeschehen, sie kümmerten sich lediglich um die Ereignisse in ihrer engsten familiären Umgebung.

Nur 5 (8% Antw.) der 87 Patienten hatten noch irgendwelche größere und festumrissene *Zukunftsprojekte,* während 57 (92% Antw.) gedachten, ihren Status quo beizubehalten und keine neuen Vorhaben mehr anzupacken (25 fehlende oder nicht verwertbare Auskünfte).

2. Subjektive Zufriedenheit, Einstellung zu Vergangenheit und Gegenwart. Trotzdem die meisten der untersuchten Patienten ein außerordentlich hartes Schicksal

---

[8] Die nachfolgenden Prozentzahlen beziehen sich auf das Total der verwendbaren Antworten.

hinter sich hatten und sich bei der Nachuntersuchung in äußerst bescheidenen Verhältnissen auf den alleruntersten sozialen Stufen befanden, erklärten 55 Nachuntersuchte (93% Antw.), mit ihrem *bisherigen Leben* im ganzen *zufrieden* zu sein; nur 4 waren gänzlich unzufrieden und fanden, sie wären zu kurz gekommen und hätten ein zu schweres Los zu tragen gehabt (28 fehlende oder nicht verwertbare Auskünfte).

Auch mit ihrer *aktuellen Situation* waren die meist erstaunlich anspruchslosen und an ein Minimum gewohnten Patienten mehrheitlich zufrieden, und zwar auch da, wo die Verhältnisse dem Untersucher gänzlich unbefriedigend erschienen. Immerhin wären nur 24 Patienten (42% Antw.) bereit, ihr *Leben nochmals zu beginnen,* wenn dieser utopische Wunsch erfüllbar wäre. 33 Patienten (58% Antw.) würden ein solches Angebot kategorisch ablehnen (20 fehlende oder nicht verwertbare Auskünfte).

Als die *glücklichste Lebensphase* erschien 14 Patienten (39% Antw.) die Jugendzeit und 15 Patienten (42% Antw.) das mittlere Alter. Nur 7 Patienten (19% Antw.) fühlten sich im Alter glücklicher als früher. Zahlreiche Kranke waren nicht imstande, die einzelnen Phasen miteinander zu vergleichen (51 fehlende oder unklare Antworten). In unseren Diskussionen erschien die Vergangenheit — auch dort, wo es nach objektiven Fakten, die dem Untersucher zur Verfügung standen, kaum berechtigt war — im bekannten rosigen Licht, wobei oft massive Erinnerungsfälschungen und grobe Skotomisierungen ganzer Lebensabschnitte zu beobachten waren. Die Einstellung zur eigenen Jugendzeit war meist sehr ambivalent, indem die Patienten einerseits über die zahllosen Frustrationen berichteten, andererseits aber gleichzeitig eine globale Idealisierung vornahmen.

Im Vergleich zur damaligen Jugend wurde die *heutige Jugend* in auffallend negativer Weise beurteilt.

Nur 13 Patienten (30% Antw.) zeigten eine positive Einstellung zur heutigen Jugend, während 31 (70% Antw.) eine eindeutig und oft kategorisch ablehnende Haltung einnahmen (43 fehlende und nicht verwertbare Auskünfte). Die heutigen Jugendlichen erschienen hie und da geradezu als Auswüchse einer in vielem unverständlich gewordenen und im negativen Sinn veränderten Welt.

3. Äußere Haltung gegenüber Alter, Religion und Tod. Wie nicht anders zu erwarten, war die Haltung der meisten Patienten diesen Problemen gegenüber wenig reflektiert. Außer über vermehrte körperliche Beschwerden und eventuelle Gedächtnisstörungen vermochten sie kaum differenziertere Auskünfte über Veränderungen im *Alter* zu geben. Sehr häufig wurde überhaupt jegliche Änderung negiert und behauptet, alles sei beim alten geblieben.

Heftige und bittere Kritik gegenüber dem Alter, wie sie CIOMPI (1966) z. B. bei den Hysterikern antraf, war außerordentlich selten. Wie schon erwähnt, waren die Patienten mehrheitlich mit ihrer Situation zufrieden und lebten in den Tag hinein. Befragt, ob sie sich in ihren Gedanken und Tagträumen vor allem mit der Vergangenheit, der Gegenwart oder der Zukunft befaßten, gaben 50 Patienten (93% Antw.) an, sich vorwiegend mit den *praktischen Problemen der Gegenwart* zu beschäftigen. Nur 3 Patienten „lebten" vorwiegend in der Vergangenheit und nur einer gab an, häufig an die nähere Zukunft zu denken (33 fehlende oder nicht verwertbare Antworten).

Trotz dem eher niedrigen Beschäftigungsgrad, hatten 37 Patienten (67% Antw.) das Gefühl, die *Zeit vergehe viel schneller* als früher; 15 (27% Antw.) fanden in dieser Beziehung keinen Unterschied zu früher und nur 3 (6% Antw.), alle offensichtlich unterbeschäftigt, meinten, die Zeit gehe im Alter ausgesprochen langsamer vorüber (32 fehlende oder nicht verwertbare Antworten). Wenn auch viele Patienten offensichtlich den Eindruck hatten, die Zeit zerrinne mit zunehmender Geschwindigkeit unter ihren Händen, so wurden doch nur wenige dadurch bewußt geängstigt. Nur 4 Patienten gaben auf Befragen an, *Angst vor der zukünftigen Lebensspanne* zu haben, wobei alle spezifizierten, daß es ihnen vor allem um Angst vor körperlichen Schmerzen, vor Vereinsamung oder materieller Not zu tun sei.

Ein Teil der Nachuntersuchten (verhältnismäßig mehr Frauen als Männer) war *religiös aktiv.* 33 Patienten (61% Antw., 12 M, 23% NM; 21 F, 58% NF) gaben an, regelmäßig religiöse Zusammenkünfte zu besuchen (und) oder religiöse Schriften zu lesen (und) oder religiöse Sendungen am Radio zu hören. Als an der Religion interessiert, aber ohne eine der erwähnten religiösen Aktivitäten aufzuweisen, bezeichneten sich 9 Patienten (17% Antw.). Indifferent gegenüber der Religion waren 9 Patienten (17% Antw.; 8 M, 1 F). 3 Männer (5% Antw.) bezeichneten sich als antireligiös (33 fehlende oder nicht verwertbare Antworten).

Das *Problem des Todes* wurde von der überwiegenden Mehrzahl der Patienten mehr oder weniger auf die Seite geschoben und war kaum je Objekt bewußter Reflexion oder Furcht. 32 Patienten (52% Antw.) nahmen gegenüber dem in nicht zu ferner Zukunft drohenden Tod eine indifferente oder ausweichende Haltung ein, 18 (30% Antw.) gaben an, den Tod ruhig und gefaßt zu erwarten, 8 (13% Antw.) zeigten bewußte Angst vor dem Tod und 3 (5% Antw.) sahen in ihm die sehnlichst erwartete Erlösung (26 fehlende oder nicht verwertbare Antworten).

4. Diskussion. Wie CIOMPI (1966) bei seinen vorhergehenden Untersuchungen mit der gleichen Methodik feststellte, mußte sich der Untersucher meist mit relativ oberflächlichen, oft bewußt oder unbewußt verfälschten Antworten begnügen, da die berührten Probleme zum Teil affektiv stark belastet sind und an letzte existenzielle Fragen rühren. Da vergleichbare Untersuchungen an Normalpersonen ausstehen, ist es kaum möglich, die altersbedingten von den mehr durch die Oligophrenie verursachten Erscheinungen zu trennen. Beim Vergleich unserer Ergebnisse mit denjenigen der andern bis jetzt untersuchten klinischen Untergruppen (Hysteriker, Toxikomanen, Epileptiker, Depressive) ergibt sich eine weitgehende Übereinstimmung der Ergebnisse. Auffallend ist jedoch die anspruchslose Zufriedenheit und „Problemlosigkeit" der alten Oligophrenen, durch die sie sich z. B. von den alten Hysterikern deutlich abheben. Das bloße „in den Tag hinein leben" mit mangelndem Bezug zu Vergangenheit und Gegenwart (das zwar zu den Characteristica der Oligophrenen an sich gehört) fand sich auch bei der Mehrzahl der übrigen nachuntersuchten alten Patienten, war aber bei den alten Oligophrenen ganz besonders ausgeprägt. Weitere von CIOMPI (1966) bei den alten Hysterikern besprochene Phänomene, wie z. B. die Glorifizierung der Vergangenheit, die gänzliche Negation des Alterns, die fehlende Integration des Erlebten mit Verdrängung fundamentaler Ereignisse oder ganzer Perioden des eigenen Lebens, die Furcht vor künftigen Leiden, Isolierung, materieller Not bei gleichzeitiger Verdrängung der Problematik des Todes, zeigten sich in gleicher Weise bei den Oligophrenen, wobei aber die zugrunde liegende Psychodynamik z. T. anders geartet sein dürfte.

Vielleicht werden sich die mit unserer Methodik erfaßten subjektiven Haltungen bei den verschiedenen klinischen Untergruppen als relativ einheitlich erweisen und sich unter Umständen nur wenig von denjenigen der Durchschnittsbevölkerung unterscheiden. Nur die weiteren Untersuchungen werden diese Frage eindeutig beantworten können.

12. Subjektive Eindrücke des Untersuchers

a) Zur Frage der Unterbringung in Heimen

Beim Durcharbeiten der Krankengeschichten, deren Eintragungen vom Anfang des Jahrhunderts bis in die letzten Jahre reichen, fiel uns unter anderem die veränderte Toleranz der Bevölkerung den Oligophrenen gegenüber auf. Zweifellos war besonders die ländliche Bevölkerung Schwachsinnigen gegenüber noch vor wenigen Jahrzehnten wesentlich duldsamer als heute. Die Zahl der schwer gestörten Oligophrenen, die jahrzehntelang in einer Familie gelebt hatten, bevor sie infolge besonderer Ereignisse in die Klinik eingewiesen werden mußten, war früher wesentlich größer als in den letzten Jahren. Das Bild des Dorfidioten, der trotz seiner Behinderung in der Gemeinschaft integriert bleibt (wenn auch oft in einer diskutablen Rolle), ist heute im Verschwinden begriffen. Auch gutmütige Debile werden vielfach innerhalb der eigenen Familien nicht mehr toleriert; man versucht, sich ihrer mit allen Mitteln zu entledigen und sie in Institutionen abzuschieben. Dagegen sind aber krasse Fälle von Vernachlässigung Oligophrener und die Ausnützung Schwachsinniger als billigste Arbeitskräfte seltener geworden.

Einen grotesken Fall von Vernachlässigung stellt ein 1917 zugewiesener, 30jähriger, taubstummer, epileptischer Idiot dar, der von seinen Eltern während mehr als 2 Jahren mit einer Kette von 1,50 m Länge vor dem Hause angebunden wurde (die Hände auf dem Rücken, ohne Schuhe).

Die Tendenz zur vermehrten Institutionalisierung der Oligophrenen ist positiv zu werten, wenn sie in einer angemesseneren Umgebung gefördert und eventuell ausgebildet werden, um danach in der Normalbevölkerung besser integriert werden zu können. Auch bei schwergestörten oder körperlich behinderten Schwachsinnigen ist eine Heimeinweisung zweifellos notwendig und wird oft von den Patienten selber als Erleichterung empfunden. Die von KAPLAN (1956) und MUENCH (1944) diskutierte Frage, ob Schwachsinnige sich in Heimen oder außerhalb der Institutionen besser entwickeln, ist in dieser allgemeinen Form sicher nicht zu beantworten, aber genauere Paralleluntersuchungen wären zweifellos notwendig, um wenigstens für abgegrenzte Untergruppen klarere Indikationen für die vorteilhafteste Unterbringungsmöglichkeit zu schaffen und damit auch die Zukunftsorganisation der psychiatrischen Krankenversorgung der Oligophrenen zu erleichtern. Wir hatten im allgemeinen den Eindruck, daß auch bei alten Oligophrenen die meisten leichteren Fälle, aber oft auch schwerer gestörte Schwachsinnige außerhalb von Institutionen besser angepaßt, glücklicher, ausgefüllter, zufriedener und weniger „regrediert" waren als Patienten, die sich in Institutionen befanden. Dieser Eindruck kam nicht nur durch die banale Tatsache zustande, daß die schwierigeren Fälle sich in den Institutionen häufen. Wir fanden im Gegenteil eindrückliche Beispiele schwer Oligophrener, die in ländlichen Gegenden gut angepaßt, relativ unabhängig und zufrieden lebten, während offensichtlich weniger stark gestörte leicht Schwachsinnige in Institutionen weniger gut angepaßt waren, wobei dieser unbefriedigende Zustand zu einem großen Teil von den Institutionen und ihrer Organisation abzuhängen schien.

Die 3 folgenden Fälle sollen dies illustrieren:

Fall 1: Kretinoider, schwerhöriger und sprachgestörter Imbeziller, der mit 29 Jahren wegen verschiedener Diebstähle bei Nachbarn begutachtet und als unzurechnungsfähig beurteilt wurde, lebte in der Folge als Knecht auf dem Lande und befand sich bei der Nachuntersuchung mit 78 Jahren zusammen mit einer 85jährigen ehemaligen Haushälterin in einem alten kleinen Bauernhaus, das ihm als Wohnstätte von Verwandten überlassen wurde; er lebte offensichtlich in allerprimitivsten Verhältnissen unter der Obhut von Nachbarn und seines im selben Dorfe wohnenden Vormundes. Obwohl der Gesundheitszustand nicht besonders gut war (Rheumatismus, Hypertonie), war der anspruchslose Patient zufrieden, beschäftigte sich mit kleinen Arbeiten in Haushalt und Garten und wünschte unter keinen Umständen, in ein Altersheim verbracht zu werden.

Fall 2: Debile Patientin, die wegen eines reaktiven Erregungszustandes mit 23 Jahren hospitalisiert werden mußte. Sie verheiratete sich später und führte ein stilles und zurückgezogenes Leben, bis sie nach dem Tode ihres Gatten mit 80 Jahren in ein Altersheim verbracht werden mußte. Bei der Nachuntersuchung fanden wir die 82jährige Witwe in einem modern eingerichteten Heim, völlig entwurzelt, depressiv, leicht schwerhörig, ohne Kontakt mit Mitpatienten, ohne irgendwelche Beschäftigung — ein Zustand, der in erster Linie von der Organisation und dem Personalmangel des Heimes abzuhängen schien. Sie begab sich wiederholt auf den nahen Bahnhof, um in ihr altbekanntes Dorf und ihre alte Wohnung zurückzukehren. Ihr Vormund fand, sie sei so gut untergebracht, wie man es sich nur wünschen könne und Schwierigkeiten seien in Anbetracht des Schwachsinns und des Alters der Patientin unumgänglich.

Fall 3: Leicht debiler Bauer, der mit 48, 53, 57 und 68 Jahren wegen einer atypischen Psychose mit maniformen Zügen hospitalisiert werden mußte. Er befand sich bei der Nachuntersuchung mit 76 Jahren seit längerer Zeit in einem kleinen Altersheim mit unterdotiertem Personal, in dem offensichtlich eine eher kalte Atmosphäre herrschte und keine adäquaten Beschäftigungsmöglichkeiten für die Pensionäre bestanden. Der Patient, der früher als aktiver und selbständiger Bauer tätig gewesen war, machte einen resignierten, apathischen, interesselosen und regredierten Eindruck, ohne weitere Symptome einer eigentlichen Depression zu zeigen. Sein Verhalten spiegelte den trostlosen Eindruck, den die Pension im ganzen auf den Untersucher machte.

Die letzten Beispiele verdeutlichen einmal mehr die große Bedeutung einer angemessenen *Beschäftigung* auch der alten Oligophrenen. Die durch den Intelligenzmangel bedingte Einschränkung der intellektuellen Betätigungsmöglichkeiten verschärft dieses Problem. Bei Patienten, die bei Bauern auf dem Lande untergebracht waren, bestanden in dieser Hinsicht kaum Schwierigkeiten; sie arbeiteten im Rahmen der Familie mit, soweit es ihre Kräfte erlaubten, und wurden durch die aktuellen familiären und dörflichen Ereignisse immer wieder von neuem stimuliert. Gerade aus diesen Gründen erscheint die Placierung in Familien auf dem Lande auch für die alten Oligophrenen eine gute Lösung darzustellen, wenn körperliche Beschwerden und eventuelle Verhaltensstörungen nicht allzu schwerwiegend sind. Da jedoch, wie erwähnt, die Toleranz der Bevölkerung den Schwachsinnigen gegenüber eher abzunehmen scheint, sind entsprechende Aufklärungsaktionen und eine systematische Betreuung placierter Patienten notwendig. Innerhalb der Institutionen müßte die Gesamtatmosphäre, die Beschäftigungs- und Kontaktmöglichkeiten in vielen Fällen dringend verbessert werden (etwa in der von der *Schweizerischen Kommission für Altersfragen* (1966, 294) erwähnten Weise).

In der unserem Spital angeschlossenen gerontopsychiatrischen Klinik mit 150 Betten, in der nur psychisch schwerkranke Patienten über 65 Jahre aufgenommen werden (Psychosen, Demenz, Verwirrtheitszustände etc.), werden im Durchschnitt über 50⁰/o der Patienten systematisch beschäftigt. Deshalb dürfen wir vermuten, daß die überwiegende Mehrzahl auch der alten Schwachsinnigen regelmäßig kleinere Arbeiten (z. B. Cartonnage) verrichten könnte. Solche Maßnahmen vermöchten den geschilderten Regressionstendenzen entgegenzuwirken.

b) Zum psychiatrischen Pessimismus den Oligophrenen gegenüber

Die Krankengeschichten spiegeln oft deutlich die Haltung der untersuchenden Ärzte den Patienten gegenüber. Beim Vergleich der Krankengeschichten von Oligophrenen mit denjenigen Schizophrener oder normalintelligenter Neurotiker usw. fiel uns auf, daß der untersuchende Arzt sich oft auf die Beschreibung des Intelligenzdefektes konzentrierte und die weiteren Störungen, die zur jeweiligen Hospitalisation geführt hatten, in hohem Maße mit dem Intelligenzmangel in Zusammenhang brachte. Da der letztere gewöhnlich als irreversibel betrachtet werden mußte, ergab sich in vielen Fällen fast von selber eine relativ düstere Prognose und eine entsprechende Resignation in bezug auf therapeutische Maßnahmen. Auch wenn die affektiven Störungen der Oligophrenen zweifellos vom Intelligenzdefekt mitbestimmt werden, hängt die Prognose nur zum Teil vom Intelligenzmangel ab. Wir waren immer wieder erstaunt zu sehen, wie radikal sich die Patienten, welche in den Dossiers beschrieben wurden, von denjenigen unterschieden, die wir bei der Nachuntersuchung angetroffen haben.

Eine prognostisch zu ungünstige Beurteilung durch den erstuntersuchenden Psychiater kommt zweifellos nicht nur bei Oligophrenen vor und wurde zum Beispiel von ERNST (1959) auch bei seinen katamnestischen Untersuchungen von Neurotikern festgestellt. Die Gefahr, daß Oligophrenen gegenüber eine pessimistische und therapeutisch passive Haltung eingenommen wird, scheint jedoch besonders groß zu sein. Unsere Untersuchungen können dieses düstere Bild der Oligophrenen nicht bestätigen. Die Übersicht über das Gesamtmaterial läßt vermuten, daß die langfristige Prognose der meisten psychiatrischen Störungen besonders bei leichten und mittleren Schwachsinnsgraden nicht wesentlich ungünstiger sein dürften als bei Normalintelligenten. (Eine Ausnahme bildet wahrscheinlich die Schizophrenie bei Schwachsinn.)

Die pessimistische Haltung, die hie und da beim untersuchenden Psychiater zu beobachten ist, findet sich in noch stärkerem Maße bei der Normalbevölkerung und nimmt gegenüber den alten Oligophrenen hie und da groteske Formen an, wenn sich die Vorurteile gegenüber Alter und Schwachsinn kombinieren. Sämtliche Wünsche, Klagen, Absonderlichkeiten und Schwierigkeiten werden dann auf die Dummheit oder auf das hohe Alter der Patienten zurückgeführt. Der Schwachsinnige wird achselzuckend ignoriert oder völlig autoritär dirigiert, ohne als Person ernst genommen und respektiert zu werden. Selbstverständlich wirkt ein solches Verhalten infantilisierend und fördert die Tendenz zur Regression, die ihrerseits wiederum die erwähnten Reaktionen der Umgebung verstärkt, womit sich der circulus vitiosus schließt. Eine regelmäßige, konsiliarische Mitarbeit von Psychiatern in den betreffenden Heimen, Pensionen und Familien (ähnlich wie sie z. B. für die in „Familienpflege" placierten psychiatrischen Kranken besteht) vermöchte hier sicher Wesentliches zu verbessern.

Zusammenfassung

Wir setzten uns zum Ziel, nach 1963 die noch lebenden ehemals hospitalisierten Schwachsinnigen der Jahrgänge 1873—1897 an ihrem heutigen Wohnsitz nachzuuntersuchen und so von den über 65jährigen ein Bild der *langfristigen Verläufe* und speziell der *gerontopsychiatrischen Entwicklung* zu erhalten. Bei der vorliegenden Untersuchung wurde ein besonderes Gewicht auf die eingehende Darstellung der *Hauptcharacteristica des Ausgangsmaterials* gelegt, da ausführliche Beschreibungen hospitalisierter Gruppen Oligophrener selten veröffentlicht wurden. Insbesondere sollten auch die *Kriminalität*, die *Mortalität* und die *Todesursachen* dargestellt werden.

Für die vorliegende Arbeit wurde aus dem „Gesamtmaterial"[1] von 5661 Fällen (also von sämtlichen ehemaligen Patienten der Lausanner Universitätsklinik der Jahrgänge 1873—1897 mit den verschiedensten psychiatrischen Diagnosen) sämtliche *Oligophrene* ausgewählt, insgesamt 476 Fälle (8,4% des „Gesamtmaterials"). Dabei handelt es sich somit um die im Kanton Waadt wohnhaften Schwachsinnigen der erwähnten Jahrgänge, die zur Untersuchung oder Behandlung in die einzige staatliche psychiatrische Klinik des Kantons eingewiesen worden waren: 43% leicht Debile[2], 34% schwer Debile, 16% Imbezille und 7% Idioten. Von den 476 Patienten konnten nur in 23 Fällen (4,8%) keine Angaben über Aufenthalt oder ihren ev. Hinschied erhoben werden. 365 Patienten (76,7%) sind gestorben. Ein Patient hat die Nachuntersuchung verweigert, so daß insgesamt 87 Fälle (18,3%) nachuntersucht werden konnten.

Bei der Betrachtung der *Hauptcharacteristica* unseres Ausgangsmaterials fallen einige Besonderheiten auf. Einmal überwiegen bei unsern Patienten die *Männer* mit 56% gegenüber den Frauen (44%). Auch PENROSE (1938) hat bei seiner Untersuchung institutionalisierter Oligophrener ein Überwiegen der Zahl der Männer festgestellt (59,3%). Unsere Oligophrenen unterscheiden sich in bezug auf ihren *Zivilstand* sowohl bei der ersten Hospitalisation wie auch bei der Nachuntersuchung in signifikanter Weise von der Durchschnittsbevölkerung, indem die Prozentzahl der Verheirateten und Verwitweten wesentlich geringer, die Prozentzahl der Geschiedenen jedoch sehr viel höher liegt als bei der Durchschnittsbevölkerung. Unsere Ergebnisse bestätigen die von KAPLAN (1944) gemachten Beobachtungen. Bei den Nachuntersuchten war der Prozentsatz der verheirateten Männer deutlich höher als derjenige der Frauen — eine Feststellung, die auch MONNET et al. (1966) bei ihren katamnestischen Untersuchungen Oligophrener machten. Das durchschnittliche *Alter bei der Erstaufnahme* in unsere Klinik ist mit 39;7 Jahren erstaunlich hoch. Es zeigt sich in der Tat, daß die überwiegende Mehrzahl unserer Oligophrenen während Jahrzehnten vor und nach der Hospitalisierung außerhalb der psychiatrischen Klinik zu

---

1 Vgl. S. 13.
2 Definition der Schwachsinnsgrade s. S. 16.

leben vermochte. Ein eigentliches Prädilektionsalter für die Hospitalisierung konnte nicht festgestellt werden.

Wenn man berücksichtigt, daß 59⁰/o der Patienten nur einen einzigen Aufenthalt aufweisen, und daß dieser bei 23⁰/o weniger als ein Monat und bei 43⁰/o weniger als sechs Monate dauerte, darf festgestellt werden, daß für mehr als die Hälfte der Patienten, insbesondere für die Debilen, der Aufenthalt im einzigen staatlichen psychiatrischen Spital des Kantons eine relativ kurzdauernde einmalige Episode darstellte. Das überraschend günstige Bild wird weiter verstärkt durch die Feststellung, daß nur 20⁰/o ein zweites und nur 10⁰/o ein drittes Mal hospitalisiert werden mußten, und daß die Gesamtaufenthaltsdauer bei der Gesamtgruppe (mehrmalige Hospitalisationen inbegriffen) bei 36⁰/o weniger als 3 und 45⁰/o weniger als sechs Monate betrug. Da die Zahl der verfügbaren Pflegeplätze in Heimen für Oligophrene relativ gering war, mögen vor allem soziokulturelle Faktoren dafür verantwortlich sein, daß die Schwachsinnigen in ihrer jeweiligen Umgebung so lange toleriert worden sind. Es ist anzunehmen, daß eine Untersuchung der heutigen Verhältnisse ein etwas weniger günstiges Bild ergeben würde als unsere Arbeit, die zur Hauptsache die ersten Jahrzehnte des Jahrhunderts und einen Kanton betrifft, der in der entsprechenden Zeitspanne von einer vorwiegend bäuerlichen Bevölkerung bewohnt wurde. (Die Mehrzahl der Patienten arbeitete in irgend einer Form in der Landwirtschaft oder war bei Bauern placiert.)

Was die *familiäre Häufung psychiatrischer Störungen* anbelangt, zeigt die Untersuchung ein eindrückliches Bild. Neben der nicht genauer erfaßbaren Belastung mit Intelligenzstörungen lag bei einem Drittel der Fälle Alkoholismus bei einem oder beiden Elternteilen oder bei Geschwistern vor. Bei einem Viertel der Patienten zeigten Eltern oder Geschwister weitere psychische Störungen (meist psychopathischer Art). Diese Zahlen weisen auf das *abnorme Milieu* hin, aus dem die Patienten stammen, und es darf vermutet werden, daß die Intelligenzentwicklung häufig zusätzlich von der Umgebung nachteilig beeinflußt worden ist. Neuere Tendenzen in der Oligophrenieforschung, die dem Einfluß der Umgebung in der Pathogenese der Oligophrenie ein zunehmend größeres Gewicht beimessen, verdienen somit ein erhöhtes Interesse (Anderson, 1964; Beier, 1964; Ellis, 1963).

Bei der *katamnestischen Nachuntersuchung* waren im allgemeinen *Charakter- und Verhaltensstörungen* deutlich gebessert. Es scheint, daß mit der nachlassenden Vitalität eine Milderung der pathologischen Symptome einhergeht, wie dies auch bei den übrigen bis jetzt nachuntersuchten Krankheitsgruppen der Psychiatrischen Universitätsklinik Lausanne der Fall war. Unsere Vermutung, daß gerade beim Auftreten eines leichten oder mittelschweren organischen Psychosyndroms die Verhaltungsstörungen unter Umständen noch zunehmen würden, hat sich im allgemeinen nicht bestätigt. Die als „dysphorisch", irritabel" und „oppositionell" bezeichneten Psychopathen waren jedoch auch im Alter deutlich schlechter angepaßt als die ohnehin eher zu einer gewissen Regression, Passivität und Unterordnung neigenden „abulischen", „asthenischen", „schizoiden" und „haltlosen" Patienten.

In bezug auf die akzessorischen Persönlichkeits- und Geistesstörungen unserer Schwachsinnigen stellten wir übereinstimmend mit Saenger (1960) fest, daß die Verhaltens- und Charakterstörungen zu den wichtigsten Gründen für eine Hospitalisation gehören. Sie kamen bei 54⁰/o der Patienten vor, wobei eine abnorme Irritabilität und Explosivität weitaus am häufigsten war, gefolgt von Haltlosigkeit und abulisch-

7 Entwicklung Oligophrener

torpidem Verhalten. *Neurotische Störungen* wurden übereinstimmend mit TREDGOLD (1947), vor allem in Form von konversionshysterischen Manifestationen bei 4% der Patienten festgestellt; dabei handelte es sich fast ausschließlich um debile Frauen. Der Prozentsatz liegt in derselben Größenordnung wie die Angaben von CRAFT (1959), der unter 324 hospitalisierten Oligophrenen im Alter von 16—60 Jahren 7% Psychosen und Neurosen — die Hälfte davon Schizophrene — fand. Andere Neurosenformen wurden nicht diagnostiziert, es sei denn, man zähle die hypochondrischen Reaktionen (2%) und die schweren hypochondrischen Entwicklungen (1,5%) zu den neurotischen Erkrankungen. Der niedrige Prozentsatz an Neurotikern könnte als Hinweis dafür aufgefaßt werden, daß zur Neurosenbildung eine bestimmte Reife und Organisation der Persönlichkeitsstruktur nötig sind, wobei die Frage aber völlig offen bleibt, wieso gerade konversionshysterische Erscheinungen — nach dem klassischen psychoanalytischen Konzept eine relativ „hochentwickelte Neurosenform" — bei Oligophrenen offenbar häufiger anzutreffen sind als andere Formen wie z. B. Zwangsneurosen oder Phobien. Die *Hysteriker* scheinen sich im Alter ähnlich zu entwickeln wie CIOMPI (1966) dies bei den Normalintelligenten beschrieben hat: Die hysterischen Symptome werden schwächer und verschwinden, um evtl. depressiven und hypochondrischen Störungen zu weichen. Frühere *hypochondrische Tendenzen* hingegen bestehen oft weiter oder nehmen gar zu. Auch bei den Oligophrenen bestätigt sich der Leitsatz, den ERNST (1959) für die Entwicklung hysterischer Symptome geprägt hat: „Von der Gebärde zur Beschwerde". Mit zunehmendem Alter macht sich die Tendenz zur Somatisation der Konflikte stärker bemerkbar und schon bestehende Neigungen in dieser Richtung verstärken sich.

Patienten mit *depressiver Symptomatik* fanden wir bei 41 Fällen (8,6%). Diese Prozentzahl entspricht den 9,8%, die CIOMPI und LAI bei der Nachuntersuchung normalintelligenter depressiver Patienten der Psychiatrischen Universitätsklinik Lausanne gefunden haben. Auffallend ist jedoch, daß sich unter den 41 Depressiven mit Ausnahme eines Imbezillen nur debile Patienten befanden.

Die häufigste Depressionsform war die *reaktive Depression* (74% Depr.). Zum *manisch-depressiven Formenkreis* gehörten lediglich 10 Patienten (2,1%); darunter befanden sich 2 Fälle von endogener Depression (0,4%), 2 Fälle von *zyklischen Psychosen* (0,4%) und 6 Fälle von *Manie* (1,3%). Mit Ausnahme zweier leichterer Fälle von Imbezillität wurden manisch-depressive Psychosen nur bei Debilen diagnostiziert.

Allgemein stellten wir fest, daß bei den depressiven Störungen Oligophrener die klassischen klinischen Bilder der Depression stark verwischt und kompliziert werden, nicht nur durch den Intelligenzmangel und die primitivere Persönlichkeitsstruktur, sondern vor allem durch die Kombination mit anderen psychischen Störungen.

Bei den depressiven Oligophrenen fiel die außerordentlich hohe Zahl der *Suicidversuche* auf. 39% aller Depressiven hatten einen Suicidversuch unternommen. Zur Zeit der Nachuntersuchung jedoch hatte sich nur ein einziger dieser Patienten umgebracht, während 14,6% der von CIOMPI und LAI (1969) nachuntersuchten normalintelligenten depressiven Patienten mit Suicidversuch in der Anamnese sich zum Zeitpunkt der Nachuntersuchung suicidiert hatten. Die häufigsten Suicidversuche unserer Oligophrenen scheinen somit einen vorwiegend *demonstrativen Charakter* gehabt zu haben.

14% unserer Schwachsinnigen waren *schizophren.* Dieser Prozentsatz liegt etwa gleich hoch wie derjenige von POLLOCK (1944), der bei 444 Spitalaufnahmen Oligophrener 18,4% Schizophrene fand. Weitere Autoren geben bei der Durchuntersuchung von Spitalpopulationen Oligophrener eher niedrigere Prozentsätze von Schizophrenien an: GREENE (1933) 5%, HACKBUSCH (1935) 10%, VANUXEM (1935) 8%, JAMES (1939) 11%. Auch PENROSE (1938) und CLARKE und CLARKE (1965) fanden bei ihren Untersuchungen von Institutionen mit oligophrenen Patienten wesentlich kleinere Prozentzahlen (ca. 4%), was wohl vor allem darauf zurückzuführen ist, daß sie, wie auch die übrigen Autoren, nicht ausschließlich allgemein psychiatrische Spitäler in ihre Untersuchung einbezogen haben, wie dies bei unserer Arbeit der Fall ist. Der höhere Prozentsatz bei unseren Fällen mag auch z. T. darauf zurückzuführen sein, daß wir den Schizophreniebegriff von E. BLEULER verwendeten und somit nicht nur Defektpsychosen zur Schizophrenie zählten; andererseits versuchten wir, die häufigen kurzdauernden „paranoiden Reaktionen" von der eigentlichen Gruppe der Schizophrenien abzutrennen. Die paranoide Schizophrenie war bei unseren Patienten weitaus am häufigsten, gefolgt von Katatonien, Hebephrenien, Schizophrenia simplex und schizophrenen Depressionen. Die Tendenz zur Erkrankung an paranoider Schizophrenie oder an Hebephrenie war bei den schwachsinnigen Frauen stärker ausgeprägt als bei den Männern, wobei diese Unterschiede bei den leicht Debilen besonders ins Gewicht fielen. Die Erstaufnahmen von Hebephrenen und Katatonen erfolgten im Durchschnitt etwas früher (28.—32. Jahr) als diejenigen der Paranoiden (45. Jahr). 43% der Schizophrenien traten als Spätformen nach dem 40. Lebensjahr auf; dabei handelte es sich vorwiegend um paranoide Psychosen. Fließende Übergänge ergaben sich zu den „paranoiden Reaktionen", die bei 10% der Schwachsinnigen festzustellen waren. Sie traten vor allem zwischen dem 30. und 50. Lebensjahr auf und waren signifikant gehäuft bei „Debilen mit schweren Hörstörungen" und bei „leicht Debilen, die aus andern Kantonen zugezogen waren". Unsere Feststellung, daß insbesondere Gehörschäden (bei Oligophrenen wahrscheinlich noch ausgeprägter als bei Normalintelligenten) zu wahnhaften Reaktionen und bis zu einem gewissen Grad vielleicht auch zu paranoidschizophrenen Erkrankungen prädisponieren, stimmt mit den Beobachtungen von POST (1962) überein, der in seiner Arbeit über schizophrene Alterspsychosen zusammen mit andern Autoren fand, daß ältere Paraphrene häufig an schweren Hörstörungen leiden; in seinem Material kamen Hörschäden bei fast einem Drittel der Fälle vor.

Zusammenfassend können wir feststellen, daß manisch-depressive Psychosen, insbesondere endogene Depressionen, aber auch Schizophrenien bei unseren Schweroligophrenen in typischer Weise kaum zu finden waren. Dieses Resultat stimmt mit verschiedenen anderen Untersuchungen überein (PENROSE, 1938; SAENGER, 1960; TREDGOLD, 1947; KURT SCHNEIDER, 1949; CRAFT, 1959). PENROSE (1938) fand bei seiner Untersuchung von 1280 Fällen Oligophrener einen einzigen Depressiven. HERSKOVITZ und PLESSET (1941) berichten über Fälle von manisch-depressiven Psychosen und Schizophrenien bei Fällen mit einem I.Q. unter 80, fanden aber keine psychotischen Patienten mit einem I.Q. unter 50. Sie schließen daraus, daß psychotische Störungen Gleichgewichtsstörungen innerhalb der dynamischen Tendenzen der Persönlichkeit darstellen müßten, die nur bei Patienten mit einem I.Q. von mindestens 50 auftreten könnten. Diese These von HERSKOVITZ und PLESSET schien uns anfänglich recht radikal zu sein. Wir waren deshalb erstaunt festzustellen, daß unter

10 Fällen des manisch-depressiven Formenkreises und 65 Fällen mit „Schwachsinn und Schizophrenie" außer 3 leichteren Imbezillen ausschließlich Debile zu finden waren. Man kann annehmen, daß auch der erfahrene Psychiater bei schwer Oligophrenen, insbesondere bei Idioten, hebephrenieähnliche, katatoniforme oder simplexartige und maniforme Psychosen nicht mit Sicherheit von oligophrenen Verhaltensstörungen zu unterscheiden vermag (PENROSE, 1963). Es fällt jedoch schwer anzunehmen, daß paranoide oder endogen depressive Erkrankungen bei Imbezillen übersehen wurden. Daher müssen wir annehmen, daß sowohl manisch-depressive wie auch schizophrene Psychosen in ihrer klassischen Ausprägung bei Imbezillen und wahrscheinlich auch bei Idioten (d. h. bei einem I.Q. unter 50) kaum vorkommen, daß also eine bestimmte Reife und Differenziertheit der Persönlichkeitsstrukturen für die Manifestierung der klassischen Krankheitsbilder eine conditio sine qua non darstellen. Diese Auffassung würde mit derjenigen von BRENDEL (1954), NEVILLE (1959), HERSKOWITZ und PLESSET (1941) weitgehend übereinstimmen — in bezug auf die Zyklothymien auch mit KURT SCHNEIDER (1959). Wie weit die auch bei unsern Imbezillen und Idioten beobachteten episodischen motorischen Erregungs- und Hemmungszustände den von BRENDEL beschriebenen „amorphen episodischen Psychosen" oder den „episodischen Psychosen" NEUSTADT's entsprechen, kann auf Grund der Krankengeschichten nicht sicher entschieden werden. Wir wären eher geneigt, sie mit KURT SCHNEIDER (1959) den abnormen Erlebnisreaktionen zuzurechnen. Zur Auslösung solcher Reaktionen braucht es, gerade bei Oligophrenen, nicht unbedingt grobe, klinisch leicht faßbare, äußere Anlässe, wie dies BRENDEL fordert. Dem heutigen wissenschaftlichen Stand am angemessendsten scheint die Haltung von PENROSE (1963), der die Frage der Zuordnung episodischer Störungen offenläßt und sowohl eine derartige Manifestation eigentlicher Psychosen, wie auch gleichgeartete einfache, durch die besondere unreife Persönlichkeitsstruktur geprägte Reaktionen für möglich hält. Wir müßten mehr über die Intelligenzstruktur und den Persönlichkeitsaufbau schwer Oligophrener wissen, um deren Persönlichkeitsstörungen und eventuelle Psychosen besser abgrenzen, beschreiben und verstehen zu können. Ansätze zu einem besseren Verständnis der Intelligenzstruktur bieten z.B. Forschungen auf der Grundlage der Theorie von Piaget (WOODWARD, 1963). Die Frage, ob Psychosen bei schwer Oligophrenen in anderen als den klassischen Formen vorkommen, bleibt somit der zukünftigen Forschung vorbehalten. Diese Feststellung gilt in ähnlicher Weise für die Neurosen. Sie manifestieren sich bei den schwerer Oligophrenen — insofern es überhaupt zur Ausbildung neurotischer Konflikte kommt — eher in Form von Verhaltensstörungen, die sich klinisch nicht von einfach-reaktiven und psychopathischen Entwicklungen unterscheiden lassen.

Der Prozentsatz der *Alkoholiker* unter den schwachsinnigen Patienten war mit 20% sehr hoch. 38% der Fälle hatten einen Elternteil oder Geschwister, die ebenfalls an Trunksucht litten. Mehr als die Hälfte der Fälle zeigte gleichzeitig Charakterveränderungen psychopathischer Art und 18% wiesen grobe Störungen der Sexualität (vor allem Perversionen) auf. Bei der Hälfte der Trunksüchtigen handelte es sich um Delinquenten. Trotz dieser auffälligen Anhäufung psychischer Störungen wies der überwiegende Teil der Nachuntersuchten im Alter eine starke Besserung des Alkoholismus auf und war auch allgemein keineswegs schlechter angepaßt als die übrigen Oligophrenen. Die Abschwächung der Sucht ist wohl zum Teil auf die besseren Kontrollmöglichkeiten zurückzuführen, die infolge der zunehmenden Abhängigkeit im Alter bestehen.

Bei der Untersuchung der *Kriminalität* ergibt sich auf Grund unseres Krankengutes, das zumindest als repräsentativ angesehen werden kann, für die schweren Verbrechen der waadtländischen Oligophrenen, mit den Jahrgängen 1873—1897, folgendes Bild:

Von den 476 ehemals hospitalisierten Patienten wiesen 24% eine Delinquenz auf. Männer begingen fast dreimal häufiger Delikte als Frauen.

Übereinstimmend mit WERNER (1945), der 1293 Begutachtungsfälle, darunter 25% Oligophrene, einer schweizerischen psychiatrischen Klinik untersuchte, fanden wir als häufigstes Vergehen Eigentumsdelikte (vor allem einfache Diebstähle); dann folgten Sittlichkeitsdelikte, Delikte gegen Leib und Leben und Brandstiftungen. WERNER fand bei den Oligophrenen im Gegensatz zu andern Gruppen geistig anormaler Rechtsbrecher eine besondere Affinität zu Sittlichkeitsdelikten und Brandstiftungen, die durch unsere Untersuchungen erneut bestätigt wird. Das Hauptsittlichkeitsdelikt war die Pädophilie. Bei den Brandstiftern handelte es sich, wie auch in der Gruppe von WERNER, vorwiegend um Debile. Auch unter unseren Patienten befand sich kein einziger Idiot, der eine Brandstiftung begangen hätte, offenbar „weil die notwendigen Vorbereitungshandlungen die Möglichkeiten dieses Schwachsinngrades übersteigen" (WERNER). Ebenfalls in bezug auf das Alter beim Begehen der Delikte stimmen unsere Befunde mit denjenigen WERNERS überein: Die Schwachsinnskriminalität ist am größten zwischen dem 15. und 50. Lebensjahr, während die Alterskriminalität nur eine relativ geringe Rolle spielt. Die Nachuntersuchung von 28 Delinquenten ergab ein überraschend günstiges Bild. Nur 14% der Patienten wurden rückfällig, wobei es sich meist um relativ geringfügige Delikte handelte.

Die mittlere *Lebensdauer* der verstorbenen Patienten nimmt mit abnehmender Intelligenz deutlich ab, und die Unterschiede zur Durchschnittsbevölkerung werden vor allem bei den Frauen zunehmend deutlicher. Diese Befunde decken sich mit denjenigen von KAPLAN (1940), SABAGH (1959) und TIZARD (1965), die ebenfalls eine erhöhte Mortalität bei Oligophrenen festgestellt haben. Am auffallendsten verkürzt war die Lebensdauer der Idioten mit ca. 37 Jahren; die Verkürzung gegenüber der Durchschnittsbevölkerung beträgt bei den idiotischen Männern 69% und bei den Frauen 83%. Auch bei den katatonen Schwachsinnigen war die mittlere Lebensdauer beträchtlich, d. h. um 29%, vermindert.

Unter den *Todesursachen* waren Störungen der Zirkulationsorgane, vor allem aber Lungenaffektionen (Pneumonien und Tuberkulose) am häufigsten, wie dies auch schon KAPLAN (1956) beschrieben hat. Die Lungentuberkulose spielte als Todesursache besonders bei jahrelang internierten Oligophrenen eine große Rolle.

Von den 87 Patienten, die wir durchschnittlich 34;9 Jahre nach der ersten Hospitalisation in unserer Klinik im mittleren Alter von 74;4 Jahren zu Hause *nachuntersucht* haben, lebten 1/3 allein, zusammen mit Ehegatten oder anderen Angehörigen, nicht ganz 1/3 in fremden Familien, Pensionen oder Altersheimen und etwas mehr als 1/3 in speziellen Institutionen für psychisch chronisch Kranke. In der Zeit zwischen der ersten Hospitalisation und der Nachuntersuchung hatte sich die *soziale Anpassung* der Patienten stark verändert. Die soziale Abhängigkeit war allgemein größer geworden, während sich die bei der ersten Spitalaufnahme festgestellten Störungen der sozialen Kontakte deutlich gebessert hatten; eindrücklich war diese Besserung besonders bei den Männern. Ungünstig entwickelt haben sich Patienten, die schon vor der ersten Hospitalisierung eine ausgeprägte soziale Abhängigkeit aufgewiesen hatten. Im Gegensatz dazu haben sich auch Patienten, die in ihren sozialen Kontakten schwer gestört waren, im Alter relativ günstig entwickelt, wenn sie vor der ersten Hospitalisation eine geringe soziale Abhängigkeit aufgewiesen hatten — eine Konstellation, die besonders oft bei debilen Kriminellen und Alkoholikern sowie bei Psychopathen vorkam. Bei der Untersuchung der statistischen Beziehungen zwischen der sozialen Anpassung und einer Anzahl Variablen zeigte sich, daß von den beiden Aspekten der sozialen Anpassung „soziale Kontakte" und „soziale Abhängigkeit" praktisch nur der letztere als diskriminierender Faktor wirkte. Unterschiede ergaben sich einmal in bezug auf das Geschlecht. Männer waren bei der ersten Hospitalisation schlechter angepaßt als Frauen; im Alter aber tendierten die Frauen zu stärkerer sozialer Abhängigkeit als die Männer. Verheiratete, besonders solche mit drei und mehr Kindern, waren im Alter weniger abhängig als Ledige und Verheiratete mit weniger als drei Kindern. Die gelegentlich geäußerte Meinung, daß gerade schlecht angepaßte Oligophrene besonders viele Kinder hätten, scheint somit auf einer Verallgemeinerung von Einzelfällen zu beruhen. Bei den verschiedenen psychiatrischen Untergruppen zeigten sich ebenfalls unterschiedliche Entwicklungen. Ehemals depressive Patienten entwickelten sich günstiger als (nicht trunksüchtige) Psychopathen und erwartungsgemäß auch besser als schizophrene Schwachsinnige; eine ähnliche Differenz bestand zwischen den Patienten mit depressiven oder hypochondrischen Reaktionen und denjenigen mit „paranoiden Reaktionen", wobei die letzteren sich deutlich ungünstiger entwickelten. Wie schon früher erwähnt, waren unter den Psychopathen die erethischen im Alter sozial abhängiger als die abulischen, asthenischen, schizoiden oder haltlosen.

Erstaunlicherweise waren Patienten mit einem leichten *psychoorganischen Syndrom* im Alter sozial besser angepaßt als die übrigen, während sich erwartungsgemäß ein mittelschweres und schweres psychoorganisches Syndrom ungünstig auswirkte. Mit dieser Feststellung wurde unsere ursprüngliche Erwartung widerlegt, daß sich bei Schwachsinnigen gerade unter dem Einfluß beginnender psychoorganischer Störungen neue Komplikationen ergeben. Diese Vermutung scheint nur für einzelne Fälle zuzutreffen, so etwa für wenige Alkoholiker, deren Sucht sich unter einem beginnenden organischen Psychosyndrom verschlimmerte. Es stellt sich die Frage, wie weit das leichte psychoorganische Syndrom als solches mit der beruhigenden, mildernden und dämpfenden Wirkung des Alterns zusammenhängt.

Der *physische Gesundheitszustand* war bei den 87 durchschnittlich 79jährigen erstaunlich gut. Schwerkranke haben wir keine angetroffen und nur $^1/_3$ wies mäßig schwere physische Krankheiten auf, die ärztlicher Behandlung bedurften. Ein Viertel der Nachuntersuchten wies keine klinisch feststellbaren psychoorganischen Störungen auf. Ein psychoorganisches Syndrom leichten Grades wurde bei $^1/_3$, ein mittelschweres bei $^1/_7$, und eine völlige Demenz bei $7^0/_0$ der Patienten beobachtet. Ein Vergleich mit Arbeiten über die Häufigkeit psychoorganischer Störungen in der Normalbevölkerung und mit den von CIOMPI und LAI (1969) nachuntersuchten depressiven Patienten unserer Klinik läßt vermuten, daß psychoorganische Störungen bei alten Oligophrenen eher etwas häufiger sind als bei gleichaltrigen Depressiven oder Individuen der Durchschnittsbevölkerung. Nachdem verschiedene Autoren ein frühzeitiges Auftreten beschrieben haben (BLEULER, 1966; JELGERSMA, 1958; KAPLAN, 1943; MOORE, 1929), hätten wir eher größere Unterschiede erwartet, trotzdem sich unter den Nachuntersuchten verhältnismäßig wenig schwer Schwachsinnige befanden. Um die Frage genauer abzuklären, ob ein psychoorganisches Syndrom im allgemeinen bei Oligophrenen früher auftritt als bei Normalen, und um den Zeitpunkt des Auftretens erster Störungen und ihre Beziehungen zu weiteren Faktoren wie Intelligenzgrad, physischem Zustand, Umgebung der Patienten usw. näher zu bestimmen, wären kontinuierliche Beobachtungen der langfristigen Entwicklung Schwachsinniger notwendig.

Statistische Zusammenhänge zwischen der Häufigkeit psychoorganischer Störungen und Geschlecht oder Intelligenzgrad fanden wir bei unseren Patienten keine. Hingegen bestehen enge Korrelationen zwischen dem Auftreten eines psychoorganischen Syndroms und der Qualität der sozialen Anpassung bei der ersten Hospitalisierung sowie dem physischen Allgemeinzustand, dem Lebensalter und einer evtl. Hospitalisierung bei der Nachuntersuchung. Bei der ersten Hospitalisation sozial besonders schlecht angepaßte, sowie Patienten, die bei der Nachuntersuchung physische Krankheiten aufwiesen oder hospitalisiert waren, zeigten mit zunehmendem Alter häufiger psychoorganische Störungen als die übrigen.

In verschiedenen katamnestischen Untersuchungen wurde bisher das *Auftreten neuer Symptome im Alter* bei Schizophrenen, Neurotikern, Depressiven usw. beschrieben (CIOMPI, 1966; CIOMPI und LAI, 1969; ERNST, 1959; MÜLLER, 1959). Bei unseren Oligophrenen traten jedoch kaum neue psychische Krankheiten im Alter auf. Im allgemeinen kam es zu einer Dämpfung und Verblassung der früheren Störungen, was meist zu einer gewissen „Normalisierung" führte. Altersspezifische Symptome wie Vitalitätsverlust, Verlangsamung, „allgemeine Regression" mit Restriktion aller Aktivitäten und Kontakte dominierten im Zustandsbild. Eine eigentliche Transformation der Symptomatik, wie sie bei anderen Krankheitsgruppen beobachtet worden ist, fand (mit Ausnahme einiger spezieller Untergruppen wie z. B. der Hysteriker) entweder nicht statt oder mündete in einer Symptomatologie aus, die der altersspezifischen ähnlich ist und einen allgemein regressiven Charakter hat.

Bei der Befragung der Patienten über ihre *subjektive Einstellung* zu den verschiedenen Problemen des Alters zeigten sich im allgemeinen eine überraschende Anspruchslosigkeit und Zufriedenheit, wodurch sie sich von den übrigen untersuchten Krankengruppen deutlich unterscheiden. Die Haltung den meisten allgemeinen Altersproblemen gegenüber war nicht wesentlich verschieden von derjenigen der anderen Patientengruppen.

Bei der Bearbeitung der Krankengeschichten und bei den Nachuntersuchungen hatten wir den Eindruck, daß die *Toleranz* der Gesamtbevölkerung den Oligophrenen gegenüber während der letzten Jahrzehnte wesentlich abgenommen hat. Trotzdem kann die Unterbringung von Schwachsinnigen in einer ländlichen Familienpflege mit regelmäßigen Kontrollen durch spezialisierte Fürsorger und Psychiater auch heute noch für einen großen Teil der Oligophrenen als optimale Lösung der Placierungsfrage betrachtet werden, da die Kardinalprobleme der Beschäftigung und der Aufrechterhaltung stimulierender Kontakte sich auf diese Weise meist leichter lösen lassen als bei einer Heimbetreuung. Bei den Alters- und Pflegeheimen vermißten wir des öfteren eine adäquate Beschäftigung und Stimulierung der Patienten und eine regelmäßige fachärztliche Betreuung.

Die *prognostische Einschätzung* der Oligophrenen durch die erstuntersuchenden Psychiater erscheint rückblickend oft als allzu pessimistisch. Die Prognose stützte sich zu häufig vorwiegend auf den bloßen Intelligenzmangel. Die Resignation gegenüber dem unabänderlichen Charakter des Intelligenzdefektes erstreckt sich zu oft auch auf die Beurteilung affektiver Störungen und sozialer Konflikte. Dieselbe pessimistische Haltung findet sich bei der Bevölkerung und wird bei alten Oligophrenen durch weitere Vorurteile gegenüber dem Alter an sich verstärkt. Infolgedessen wird der Schwachsinnige als Person nicht mehr genügend respektiert und in seinen, gerade im Alter ohnehin ausgeprägten, regressiven Tendenzen bestärkt. Unsere Untersuchungen über die Entwicklung der Persönlichkeits- und Geistesstörungen, und insbesondere auch der sozialen Anpassung und der Kriminalität im Alter zeigen, daß dieser Pessimismus unberechtigt ist, und daß dem oligophrenen Patienten gegenüber allgemein eine aktivere und optimistischere Haltung eingenommen werden sollte, da sehr oft die letzten Lebensjahrzehnte zu den ausgeglichendsten und konfliktärmsten des ganzen Lebens eines Schwachsinnigen gehören.

Summary

Long term follow-up studies of Mental Deficiency are rare, and extensive follow-up investigations of mentally deficient patients into old age are still lacking. The author studied a group of 476 mentally deficient patients, who had been hospitalized in the Psychiatric University Clinic of Lausanne, and who, at the time of the study, were over 65 years of age. The follow-up of these patients was carried out an average of 35 years after the initial investigation. It was possible to trace the still living, or determine the time and place of death of 95.2% of these patients. 365 of them (77%) were dead. The mortality rate of the group as a whole is significantly higher than that of the normal population. The mortality rates and causes of death of the different sub-groups are also presented.

The author was able to investigate 87 of the 88 still living patients at their respective places of accommodation. As a contribution to the psychopathology and epidemiology of Mental Deficiency, the clinical characteristics of the 476 patients, and particularly the accessary psychiatric disturbances of the initial group are described, and compared with comparable groups of patients of normal intelligence, as well as with the normal population. The criminality of the patients in the study group is described in detail. The changes in the personality and symptomatology in the course of the life history of the patient, and their influence on his social adaption are subjected to a thorough analysis, in the course of which the geriatric psychiatric aspects receive special attention.

Literatur

AKESSON, H. O.: A study of Fertility and mental Deficiency. Acta genet. (Basel) **17**/3, 234—242 (1967).

Die Altersfragen in der Schweiz. Bericht der Kommission für Altersfragen vom 16. Dez. 1966. — Eidgenössische Drucksachen- und Materialzentrale Bern.

ANDERSON, V. E.: Genetics in mental retardation. In: H. A. STEVENS and R. HEBER, a. a. O. 1964, pp. 348—394.

BEIER, D. C.: Behavioral disturbances in the mentally retarded. In: H. A. STEVENS and R. HEBER, a. a. O. 1964, pp. 453, 487.

BENDA, C. E.: Die Oligophrenien. In: Psychiatrie der Gegenwart. Forschung und Praxis, Vol. II, Klinische Psychiatrie. Berlin-Göttingen-Heidelberg: Springer 1960, S. 870—936.

BENTON, A. L.: Psychological evaluation and differential diagnosis. In: H. A. STEVENS and R. HEBER, a. a. O. 1964, pp. 16—57.

BERNER, P.: Der Lebensabend der Paranoiker. Bern: H. Huber 1969.

BLEULER, M.: Lehrbuch der Psychiatrie (von EUGEN BLEULER). Berlin-Heidelberg-New York: Springer 1966.

BOEHM, A. E., SARASON, S. B.: Does Wechsler's formula distinguish intellectual deterioration from mental deficiency? Journ. Aborn. Soc. Psychol. 1/2, 356—358 (1947).

BRENDEL, I.: Über Psychosen bei Schwachsinnigen. Arch. Psychiatr. **192**, 47 (1954).

BRUGGER, C.: Die erbbiologische Stellung der Pfropfschizophrenie. Z. Neur. **113**, 348—378 (1928).

BUSEMANN, A.: Psychologie der Intelligenzdefekte. Berlin 1953.

BUTLER, R. O.: Psychosis in the mentally defective. California and Western Med. **46**, 84—89 (1937). Cit. from KAPLAN 1956.

CALANCA, A.: Les tests mentaux en géronto-psychiatrie. Ann. méd. psychol. **122**/2, 21—28 (1964).

McCANDLESS, B. R.: Relation of environmental factors to intellectual functioning. In: H. A. STEVENS and R. HEBER, a. a. O. 1964, pp. 175—214.

CIOMPI, L.: (1) Geronto-psychiatrische Literatur der Nachkriegszeit. Ein Sammelreferat. Fortschr. Neurol. Psychiat. **34**, 49—159 (1966); (2) Le vieillissement des hystériques, étude catamnestique. Encéphale **55**, 287—335 (1966); (3) Freies Assoziieren im Alter; experimentell-psychodynamische Untersuchungen. 7th Int. Congr. Gerontology, Wien 1966, p. 247—250; (4) Psychogene Störungen im Alter. Z. Psychother. med. Psychol. **16**, 201—211 (1966); (5) Études catamnestiques sur la vieillesse des anciens malades mentaux, programme de recherche et résultats préliminaires (Information psychiatrique 45, 475—485 (1969)); (6) Follow-up studies on evolution of former neurotic and depressive states in advanced age. Clinical observations and psychodynamic interpretations (J. of Geriatr. Psychiatr. **3**, 90—106 (1969)).

— LAI, G.: Dépression et vieillesse. Bern: H. Huber 1969.

CLARKE, A. M., CLARKE, A. D. B.: Mental deficiency. The changing outlook. London: Methuen and Co. Ltd. 1965.

COLLMANN, R. D., STOLLER, A.: A life table for mongols in Victoria, Australia. J. Ment. Defic. Res. **7**, 53—59 (1963).

O'CONNOR, N., TIZARD, J.: A survey of patients in twelve mental deficiency institutions. Brit. med. J. 1954 I, 16—18.

CRAFT, M.: (1) Mental disorder in the defective: a psychiatric survey among patients. Amer. J. Ment. Defic. **63**, 829—834 (1959); (2) Mental disorder in a series of English out-patient defectives. Amer. J. Ment. Defic. **64**, 718—724 (1960).

DAHLBBERG, G.: Mental deficiency. Acta genet. (Basel) **2**, 15 (1951).

DOLL, E. A.: The measurement of social competence: a manual for the Vineland Social Maturity Scale. Washington Educational Test Bureau, 1953.

DUNN, L. M., CAPOBIANCO, R. J.: Mental retardation. A. Review of Research. In: Mental retardation. Ed.: J. H. ROTHSTEIN. New York: Holt, Rinehart and Winston 1964.

EARL, C. J. C.: The primitive catatonic psychosis of idiocy. Brit. J. Med. Psychol. **14**, 230—253 (1934).

ELLIS, NORMAN R.: International review of research in mental retardation, Vol. 2. New York-London: Academic Press 1966.

ERNST, K.: Die Prognose der Neurosen. Verlaufsformen und Ausgänge neurotischer Störungen und ihre Beziehungen zur Prognostik der endogenen Psychosen (120 jahrzehntelange Katamnesen poliklinischer Fälle). Berlin: Springer 1959.

EY, H., BERNARD, P., BRISSET, CH.: Manuel de Psychiatrie. Paris: Masson et Cie. 1963.

FUNK, F.: Schwachsinn (1952—1959). Fortschr. Neurol. Psychiat. **29**, 185—239 (1961).

GEIST, Dr.: Über kombinierte Psychosen. Allg. Z. Psychiatr. **63**, 434 (1906).

GEYER, H.: Die angeborenen und früh erworbenen Schwachsinnszustände. Fortschr. Neur. **12**, 263—272, 273—295 (1940).

GILLIERON, M.: Étude catamnestique sur la vieillesse des anciens toxicomanes. Thèse, Lausanne 1969.

GILLIVRAY, R. C.: The larval psychosis of idiocy. Amer. J. Ment. Defic. **59**, 67 (1954).

GLAUS, A.: Über Pfropfschizophrenie und schizophrene Frühdemenz. Schweiz. Arch. Neurol. Psychiat. **37**, 38—252 (1936); **38**, 37—68 (1936).

GOLDSTEIN, H.: Social and occupational adjustment. In: STEVENS and HEBER, a. a. O. 1964, pp. 214—258.

GOODMAN, L. A.: Simultaneous confidence intervals for contrasts among multinomial populations. Ann. Math. Stat. **35**, 716—725 (1964).

GREENE, R. A.: Proc. Amer. Ass. Stud. Reeble-Mind. **38**, 127 (1933). Zit. nach NEVILLE a. a. O.

GRUENBERG, E. M.: Epidemiology. In: STEVENS and HEBER, a. a. O. 1964, pp. 259—306.

GRUENTHAL, E.: Die Gruppe des angeborenen und in frühester Jugend entstandenen Schwachsinns. In: Allgemeine und spezielle Psychiatrie. Hrsg.: M. REICHARDT. Basel-New York: Karger 1955, S. 343—364.

GUENTHER, W.: Neuere Ergebnisse der Schwachsinns Forschung. Prax. Kinderpsychol. **10**, 161—173 (1961).

HACKBUSH, F.: Proc. Amer. Ass. Ment. Defic. **40**, 310 (1935). Zit. nach NEVILLE a. a. O.

HALLGREN, B., SJOEGREN, T.: A clinical and genetico-statistical study of schizophrenia and low-grade mental deficiency in a large Swedish rural population. Acta psychiat. Scand. Suppl. 140, Vol. 35, 1959.

HAYMAN, M.: Die Beziehungen zwischen Schwachsinn und Störung. J. ment. Sci. **85**, 1183 bis 1193 (1939).

HEBER, R.: (1) A manual on terminology and classification in mental retardation. Monogr. Suppl. Amer. J. Ment. Defic. 1961; — (2) Personality. In: H. A. STEVENS and R. HEBER, a. a. O. 1964, pp. 143—174.

HENDERSON, D., GILLESPIE, R. D.: A text-book of psychiatry. London 1950.

HERSHOVITZ, H. H., PLESSET, M. R.: Psychosis in adult mental defective. Psychiat. Quart. **15**, 574—588 (1941).

HILLIARD, L. T., KIRMAN, B. H.: Mental deficiency. London: J. and A. Curchill Ltd. 1965.

HUNZIKER, P., KOLLER, A.: Anormalenzählung in Appenzell a. Rh. Teufen: Kunz-Druck Co. 1957.

IRLE, G.: Zur Problematik der sogenannten Pfropfschizophrenie. Arch. Psychiat. Nervenkr. **201**, 209—217 (1960).

JAEGGI, A., JAEGGI, F.: Enfants et adolescents arriérés dans le canton de Genève. — La psychiatrie de l'enfant. Vol. VIII, fasc. 2, 453—505 (1965).

JAMES, S. G.: J. Ment. Sci. **85**, 1194 (1939). Cit. from NEVILLE a. a. O.

JELGERSMA, H. C.: Die frühzeitige Dementia senilis bei Mongoloiden; eine klinische Studie. Folia psychiat. & c. neerl. **61**, 367—374 (1958).

JERVIS, G. A.: (1) Early senile dementia in Mongoloid idiocy. Amer. J. Psych. 105, 102—106 (1948); — (2) The mental deficiencis. In: American Handbook of Psychiatry. Vol. II. Ed.: S. ARIETI. New York: Basic Books Inc. 1959, pp. 1289—1314.

KAHN, R. L., GOLDFARB, A. I., POLLACK, M., GERBER, I.: The relationship of mental and physical status in institutionalized aged persons. Amer. J. Psychiat. 117, 120—124 (1960).

KAILA, M.: Über die Durchschnittshäufigkeit der Geisteskrankheiten und des Schwachsinns in Finnland. Acta psychiat. scand. 17, 47 (1942).

KALLMANN, F. J., BARRERA, S. E., HOCH, P. H., KELLY, D. M.: The role of mental deficiency in the incidence of schizophrenia. Amer. J. Ment. Defic. 45, 514—539 (1940—41).

KAPLAN, O. J.: (1) Life expectancy of low-grade mental defectives. Psychol. Record 3, 295—306 (1940); — (2) Mental decline in older morons. Amer. J. Ment. Defic. 47, 277—285 (1943); — (3) Marriage of mental defectives. Amer. J. Ment. Defic. 48, 379—384 (1944); — (4) The aged subnormal. In: Mental disorders in later life. Ed.: O. J. KAPLAN. Stanford (Calif.): Stanford Univ. Press 1956, pp. 383—397.

KATZENFUSS, H.: Beitrag zum Problem der Pfropfschizophrenie. Schweiz. Arch. Neur. 35, 295—316 (1935).

KOCH, G.: Neue Ergebnisse der klinischen und genetischen Schwachsinnsforschung. Ärztl. Fortschr. 17, 1—16 (1963).

KOLLER, A.: (1) Die Zählung der Schwachsinnigen, Taubstummen und Epileptischen des Kantons Appenzell a. Rh. im Jahre 1922. Schweiz. Zeitschrift für Gesundheitspflege V, 5 und VI, 3 (1926); — (2) Anormalenzählung in Appenzell a. Rh. im Jahre 1937. Zürich: Orell Füssli AG 1939.

KRAEPELIN, E.: Über psychische Schwäche. Arch. f. Psychiatr. 13, 382 (1882).

KROEBER, E.: Schwachsinn (1940—1951). Fortschr. Neurol. 20, 303 (1952).

LARSSON, T., SJOEGREN, T.: A methodological, psychiatric and statistical study of a large Swedish rural population. Acta psychiat. Scand. Suppl. 89, 1954.

— — JACOBSON, G.: Senile Dementia. A clinical, sociomedical and genetic study. Acta psychiat. Scand. Suppl. 167, Vol. 39. Copenhagen: Munksgaard 1963.

LHOAS, J. P., MULLER, C.: Des malades séniles peuvent-ils quitter l'hôpital psychiatrique? Med. Hyg. 22, 407—408 (1964).

LUTHER, A.: (1) Klinische Beiträge zur Frage des Degenerativen-Irreseins. Allg. Z. Psychiatr. 66, 949 (1909); — (2) Über die auf dem Boden der Idiotie und Imbezillität entstehenden Psychosen. Z. ges. Neurol. Psychiat. 16, 386 (1913).

MALZBERG, B.: (1) Mortality among patients with psychosis with mental deficiency. Training School Bull. 33, 125—132 (1936); — (2) Mortality among mental defectives in state institutions for mental defectives. Neurology (Bombay) 7, 65—70 (1959).

MAYER-GROSS, W.: Pfropfschizophrenie. In: Handb. d. Geisteskrh., Bd. X, Spez. Teil V. Hrsg.: BUMKE. Berlin: Springer 1932, S. 464—469.

MEDOW, W.: Atypische Psychosen bei Oligophrenie. Mschr. Psychiat. Neurol. 58, 222—289 (1925).

MENOTTI, F.: Les troubles psychopathiques et leur relation avec la sénescence. Thèse, Lausanne 1964.

MOORE, L.: Mental growth of low-grade feebleminded. Training School Bull. 26, 88—95 (1929). Cit. from KAPLAN 1956.

MONNET-AMMANN, J., FERT, M., JUNG, A., CONSTANTINIDIS, J.: L'évolution sociale des oligophrènes. Rev. Med. Suisse Rom. 86, 780—793 (1966).

MOURY, M. F.: Ten years index of the American Journal of Mental Deficiency, July 1947 to April 1957. Amer. J. Ment. Def. 62, Suppl. 1, 3—55 (1958).

MÜLLER, C.: (1) Der Übergang von Zwangsneurose in Schizophrenie im Lichte der Katamnese. Schweiz. Arch. Neurol. Psychiat. 72, 218—255 (1953); — (2) Vorläufige Mitteilung zur langen Katamnese der Zwangskranken. Nervenarzt 24, 112—115 (1953); — (3) Weitere Beobachtungen zum Verlauf der Zwangskrankheit. Psychiat. Neurol. (Basel) 133, 80—94 (1957); — (4) Über das Senium der Schizophrenen. Zugleich ein Beitrag zum Problem der schizophrenen Endzustände. Bibl. Psychiat. Neurol. (Basel) 106, 1—82 (1959); — (5) The influence of age on schizophrenia. In: Processes of Aging, Vol. I, Chap. 23. New York: Atherton Press 1963, pp. 504—511; — (6) Le sort des obsessionnels. Rev. méd. Suisse Rom. 83, 615—622 (1963); — (7) Influence de l'âge sur les maladies mentales préexistantes. Schweiz. med. Wschr. **95**, 1001—1005 (1965); — (8) Alterspsychiatrie. Stuttgart: G. Thieme 1967.

MUENCH, G. A.: A follow-up of mental defectives after eighteen years. Journ. Abnorm. Soc. Psychol. **39**, 407—418 (1944).

NEUSTADT, R.: (1) Über Pfropfschizophrenie. Arch. f. Psychiatr. **82**, 78—84 (1927); — (2) Die Psychosen der Schwachsinnigen. Abh. aus der Neur. Psych. usw. Heft 48, Berlin 1928.

NEVILLE, J.: Paranoid schizophrenia in a mongoloid defective: some theoretical considerations from an unusual case. J. Ment. Sci. **105**, 444—447 (1959).

PEARSON, G. B.: Proc. Amer. Ass. Ment. Defic. **43**, 166, (1938). Cit. from NEVILLE a. a. O.

PENNING, R.: Étude catamnestique sur l'évolution dans la vieillesse de 20 syndromes épileptiques préexistants. Schweiz. Arch. Neurol. Psychiat. **102**, 481—504 (1968).

— MUELLER, C., CIOMPI, L.: Mortalité et causes de décès des épileptiques. Psychiatria Clinica **2**, 85—94 (1969).

PENROSE, L. S.: (1) A clinical and genetic study of 1280 cases of mental defect. London Medical Research Council, Special Report, No. 229, 1938; — (2) The biology of mental defect. London: Sidgwick and Jackson 1963.

DE PERROT, E.: La famille du schizophrène âgé et du dément sénile face au malade. Essai d'étude comparée. L'Encéphale **53**, 384—404 (1964).

PLASKUDA, W.: Über Dementia praecox auf dem Boden der Imbezillität. Allg. Z. Psychiatr. **67**, 134—143 (1910).

POECK, K.: Zur Erbpathologie und Psychiatrie der Oligophrenien. In: Psychiatrie der Gegenwart. Forschung und Praxis, Vol. II, Klinische Psychiatrie. Berlin-Göttingen-Heidelberg: Springer 1960, S. 937—951.

POLLOCK, H. M.: Mental disease among mental defectives. Amer. J. Psychiat. **101**, 361—363 (1944).

POST, R.: The significance of affective symptoms in old age. A follow-up study of one hundred patients (Maudsley Monogr. 10). London: Oxford Univ. Press 1962.

President's Panel on Mental Retardation. October 1962. Report to the President: A proposed program for National Action to Combat Mental Retardation. Washington, D.C.: U.S. Government Printing Office.

ROHAND, J. C.: Mental disorder in the adult defective. Jour. Ment. Sci. **92**, 551—563 (1946).

ROTHSTEIN, J. H. (Ed.): Mental retardation. New York: Holt, Rinehart and Winston 1964.

SABAGH, G.: Differential mortality in a hospital for the mentally retarded. A study of mortality among patients admitted to Pacific State Hospital, 1948—1956. In: (International Population Conference) Intern. Union of the Sci. Study of Popu., Vienna 1959, pp. 460—468.

SAENGER, G.: Factors influencing the institutionalization of mentally retarded individuals in New York City. A report to New York State Interdepartmental Health Resources Board, 1960. Cit. from BEIER a. a. O.

SCHNEIDER, K.: (1) Über Schwachsinnige und die Strukturanalyse ihrer Psychosen. Dtsch. med. Wschr. **74**, 893—895 (1949); — (2) Schwachsinnige und ihre Psychosen. In: Klin. Psychopathologie, VII. Aufl., S. 67—76 (1966).

SCHULZE, O.: Über die Beziehungen des angeborenen und früh erworbenen Schwachsinns, sowie der psychopathischen Konstitution zur „Dementia praecox". Jena: J.-D. 1908.

SJOEGREN, T., LARSSON, T.: Microphthalmos and anophthalmos with or without coincident oligophrenia. A clinical and geneticstatistical study. Acta Psychiat. et Neurol. Suppl. 56. Copenhagen: E. Munksgaard 1949.

SLOAN, W.: Validity of Wechsler's deterioration quotient in highgrade mental defectives. J. Clin. Psychol. **3**, 287—288 (1947). Cit. from KAPLAN 1956.

— BIRCH, J. W.: A rationale for degrees of retardation. Amer. J. Ment. Defic. **60**, 258—264 (1955).

SPOERRI, TH.: Kompendium der Psychiatrie. Basel-New York 1961.

STENSTEDT, A.: A study in manic-depressive psychosis. Acta Psychiat. Scand. **39**, Suppl. **169**, 14—52 (1963).

STEVENS, H. A., HEBER, R. (Ed.): Mental retardation. A review of research. Chicago-London: The University of Chicago Press 1964.

Strömgren, E.: Beiträge zur Psychiatrischen Erblehre. Acta psychiat. scand. Suppl. **19** (1938).

Strohmeyer, W.: (1) Vorlesungen über die Psychopathologie des Kindesalters. Tübingen 1910; — (2) Angeborene und im frühen Kindesalter erworbene Schwachsinnszustände. In: Handb. d. Geisteskrh. Bd. X, Spez. Teil VI. Hrsg.: Bumke. Berlin: Springer 1928, S. 1—192.

Tizard, J.: Longitudinal and follow-up studies. In: Clarke and Clarke, a. a. O. 1965, pp. 482—509.

— Grad, J. C.: The mentally handicapped and their families. London: Oxford University Press 1961.

Tredgold, A. F.: A textbook of mental deficiency. London: Bailliere Tindall and Cox 1947.

Vanuxem, M.: The prevalence of mental disease among mental defectives. Proc. Amer. Ment. Defic. **40**, 242—249 (1935).

Vijil, Y., Tardon, C.: Le vieillissement de la population et la surmortalité masculine dans le canton de Vaud. Med. Hyg. **23**, 1085—1087 (1965).

Villa, J. L.: (1) Problèmes des soins aux vieillards et leur hospitalisation. Cartel Romand d'Hygiène sociale et morale, 10—18 rapport annuel 1962—63; — (2) Actualisation des soins aux malades chroniques et âgés. Rev. méd. Suisse rom. **83**, 881—896 (1963); — (3) Essais de réadaptation en géronto-psychiatrie. Méd. Hyg. **22**, 414—416 (1964); — (4) L'hospitalisation des malades mentaux en géronto-psychiatrie. Méd. Hyg. **23**, 1082—1083 (1965); — (5) L'hygiène mentale du vieillissement. Thèse, Lausanne 1966.

— Ciompi, L.: Problèmes thérapeutiques de la démence sénile. Symposium Intern. sur la démence sénile. Lausanne 1967. In: Senile Dementia. Eds.: Ch. Müller, L. Ciompi. Bern: Huber 1968.

— Lai, G. P.: Difficultes méthodoliques dans la recherche géronto-psychiatrique. J. Méd. Lyon **47**, 153—167 (1966).

Wechsler, D.: Intelligence, memory and the aging process. In: Psychopathology of the aging. Eds.: P. H. Hoch and J. Zubin. New York: Grune and Stratton 1961.

Weingandt, W.: Idiotie, Sammlung zwangl. Abl. Halle 1906.

Werner, A.: Die Rolle des Schwachsinns in der Kriminalität. Mschr. Psych. Neurol. **110**, 1—46 (1945).

Wolfensberger, W.: Schizophrenia in mental retardates: Three hypotheses. Amer. J. ment. Defic. **64**, 704—706 (1960).

Woodworth, R. S.: Psychology. New York: Henry Holt and Co. 1940.

World Health Organization: The mentally subnormal child. Geneva, WHO, Tech. Rep. Ser. no. 75, 1954.

Sachverzeichnis